AF524965

Dorn-Therapie und Meridian-Lehre

Praktische Anwendung der TCM in der Dorn-Therapie

Sven Koch

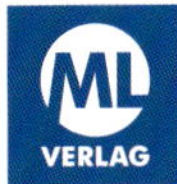

Wichtiger Hinweis: Die in diesem Buch gemachten Aussagen zu Methoden, Risiken usw. wurden vom Autor sorgfältig erarbeitet und geprüft. Dennoch erfolgen alle Angaben ohne Gewähr. Weder der Autor noch der Verlag können für eventuelle Nachteile und Schäden eine Haftung übernehmen, die aus den im Buch gemachten Hinweisen resultieren. Die in diesem Buch enthaltenen Ratschläge können und sollen keine fachliche Beratung durch Arzt oder Heilpraktiker ersetzen.

Gender-Hinweis: Aus Gründen der besseren Lesbarkeit wird auf eine geschlechtsspezifische Differenzierung verzichtet. Entsprechende Begriffe gelten im Sinne der Gleichbehandlung grundsätzlich für alle Geschlechter. Die verkürzte Sprachform beinhaltet keine Wertung.

2. Auflage 2022

Druck: Generál Nyomda Kft., H-6727 Szeged

Lektorat: Dr. Inge Ziegler, München
Titelbild: Isolde Wagner, München

www.ml-buchverlag.de

ISBN (Buch): 978-3-96474-615-3

Inhaltsverzeichnis

Geleitwort

Eine Lanze für die Komplementärmedizin

Gesundheitsprobleme sind immer eine Störung des ungeheuer komplexen Zusammenspiels der Funktionen der verschiedenen Organsysteme untereinander, mit dem vegetativen und dem zentralen Nervensystem und der Psyche. Bei allen Fortschritten, die die »westliche Schulmedizin« in den letzten Jahrzehnten gemacht hat, sind wir immer noch sehr weit davon entfernt, diese Zusammenhänge im streng wissenschaftlichen Sinne wirklich im Detail zu verstehen. Leider wird im medizinischen Alltag bei uns daher viel zu oft eine »Reparaturmedizin« in dem Sinne durchgeführt, dass einzelne gestörte Teilsysteme isoliert betrachtet und häufig mit dem Messer oder mit der Chemie »repariert« werden, ohne dass die eigentlichen Ursachen überhaupt gesucht und die Kollateralschäden, die diese Therapieversuche in dem komplexen System anrichten, ausreichend beachtet werden.

Solange wir das System aber nicht wirklich vollständig verstehen – und das wird keiner der Akteure unseres Gesundheitssystems erleben – sollten wir die in Jahrtausenden gesammelten Erfahrungen unserer Vorfahren ruhig ernst nehmen! Die daraus resultierenden Therapiemethoden werden heute gerne etwas verächtlich als »Alternativmedizin« abgetan. Ich würde sie viel lieber als »Komplementärmedizin« sehen, komplementär im Sinne von ergänzend, denn als alternativ im Sinne von entweder/oder.

Schon Dieter Dorn hatte in den letzten Jahren versucht, mit der von ihm perfektionierten Methode des sanften Einrenkens und der Traditionellen Chinesischen Medizin zwei völlig verschiedene Erfahrungsschätze zu kombinieren. Sven Koch ist es gelungen, den Ansatz in ein praktikables Konzept zu gießen.

Dies ist ein Anfang, der ermutigt weiterzumachen! Je mehr wir die Erkenntnisse der Erfahrungsmedizin miteinander kombinieren, umso größer wird die Chance der Patienten, vor dem unkritischen Einsatz der Reparaturmedizin und ihren möglichen vermeidbaren Schäden bewahrt zu werden!

Hoffentlich gibt auch dieses Buch vielen der Akteure unseres Gesundheitssystems den Anstoß, die Komplexität des menschlichen Organismus zu achten!

Berlin, im August 2013
Dr. Markus Hansen

Vorwort

Dieses Buch will erstmals eine klar verständliche und theoretisch basierte Anwendung der Meridiane innerhalb der Dorn-Therapie aufzeigen. Im Kapitel über die Dorn-Therapie werden die Grifftechniken zur Halswirbelsäule und zu einigen Gelenken präziser als in anderen bisher erschienenen Büchern gezeigt. Damit kann der Dorn-Therapeut die Fülle der Möglichkeiten dieser Therapie noch besser ausschöpfen. Untersuchung und Behandlung werden dabei in der Reihenfolge beschrieben, wie sie auch in der Praxis sinnvollerweise durchgeführt werden: beginnend mit der Beinlängenkontrolle und ihrer Behandlung vom Hüftgelenk bis zum Sprunggelenk, gefolgt von der Wirbelsäule, die gemäß der Bedeutung für die gesamte Statik von unten nach oben behandelt wird, bis hin zu den peripheren Gelenken, die von oben nach unten aufgelistet werden. Für die einzelnen Wirbel und Gelenke werden Untersuchung, Behandlung und – falls sie praxisrelevant ist – auch die Eigenbehandlung systematisch abgehandelt.

Im Kapitel über die Traditionelle Chinesische Medizin (TCM) wird der Teil der TCM-Theorie, der sich gut mit der Dorn-Therapie kombinieren lässt, zusammengefasst. Dieses Kapitel ist in Grundlagen und Pathologie untergliedert, in dem TCM-Unerfahrene eine systematische Einführung in die Welt der TCM vorfinden, während fachberufliche TCM-Anwender ihnen bekannte Grundlagen schnell durchblättern können.

Das darauf folgende Kapitel führt die Dorn-Therapie mit der Theorie der TCM mit einem Verweis auf die Grundlagen zusammen und zeigt die ganzheitliche Anwendung, welche zunächst generell und nicht an einzelnen Krankheitsbildern dargestellt wird. Die genaue Umsetzung kann jeder Therapeut individuell in der Praxis bei seinen Patienten variieren.

Dieses Buch richtet sich unter anderem an Therapeuten, die die Dorn-Therapie bereits regelmäßig in der Praxis anwenden. Für einige von ihnen kann dieses Buch der Anstoß sein, sich erstmals mit den Meridianen zu beschäftigen und sie zu erlernen. Ein besseres Verständnis der Meridiane und der TCM können Dorn-Therapeuten nutzen, um rascher und häufiger zum Behandlungserfolg zu kommen.

Therapeuten, die bereits andere manuelle Therapien oder die Osteopathie anwenden, demonstriert dieses Buch die Tiefe und vielen Möglichkeiten der Therapie von Ursache und Beschwerden mit der Dorn-Therapie und animiert vielleicht zu einem fachlichen Dorn-Seminar.

Für Therapeuten, die die TCM und ihre Anwendungen wie Akupunktur, Akupressur, Tuina, Moxibustion, Diätetik und weitere schon in ihrer Praxis einsetzen, kann dieses Buch ein weiterer präziser Baustein sein und neue Anwendungsmöglichkeiten der Meridiane und Funktionskreise mithilfe der Dorn-Therapie als einer europäischen manuellen Therapie eröffnen.

Dieses Buch möge vielen Ärzten, Heilpraktikern, Physiotherapeuten, Masseuren, Hebammen, Ergotherapeuten und anderen Therapeuten als Leitfaden für die praktische Anwendung der Meridiane mit der Dorn-Therapie dienen und als fachliches Nachschlagewerk nützen. Damit ergänzt es die von mir 2011 ins Leben gerufene internationale Plattform www.dorn-methode-therapie.de, an der derzeit gut 20 Ärzte, Heilpraktiker, Physiotherapeuten, Ergotherapeuten und medizinische Masseure mit jeweils vieljähriger Erfahrung als Dorn-Therapeuten und -Referenten mitwirken. Hier publizieren wir Fachinformationen zur Dorn-Therapie in verschiedenen Sprachen mit dem Ziel, eine fundierte Weiterverbreitung der Dorn-Therapie zu unterstützen.

Freiburg, im August 2013
Sven Koch

Vorwort zur 2. Auflage

Die zweite Auflage ist vollständig überarbeitet und erweitert. Bei Nachfragen zum Buch wurde klar, dass die direkte Umsetzung in der Praxis am Patienten nicht für jeden Therapeuten klar und eindeutig war. Nun stehen neben den einzelnen Meridianverläufen auf der entsprechenden Höhe Gewebe und Beschwerden aufgelistet, die in den Komplex der energetisch verursachten Symptome fallen und somit mit der Anwendung der Dorn-Therapie wie im Buch beschrieben behandelbar sind. Der Leser kann nun die einzelnen Meridiane mit ihren Verläufen durcharbeiten und sieht, welche unterschiedlichen Beschwerden zu diesem Meridian gehören können.

Im Kapitel »Patientenbeispiele für die meridianbasierten Behandlungskaskade« finden sich nach den Zuordnungstabellen nun vier Beispiele mit Patienten und deren Hauptindikationen. Die elf Wahrscheinlichkeitsstufen der unterhaltenden und mitverursachenden Dysfunktionen werden mit anamnestischen, beispielhaften Informationen zu differenzieren aufgezeigt. Sie sind mit praktischen und reellen Symptomen und Beispielen aus der Praxis erläutert.

Dies soll dem Leser an bestimmte Patienten aus seiner Praxis erinnern und dazu inspirieren, die Analyse der Ursache-Wirkungs-Kette anzuwenden.

Freiburg, im Februar 2022
Sven Koch

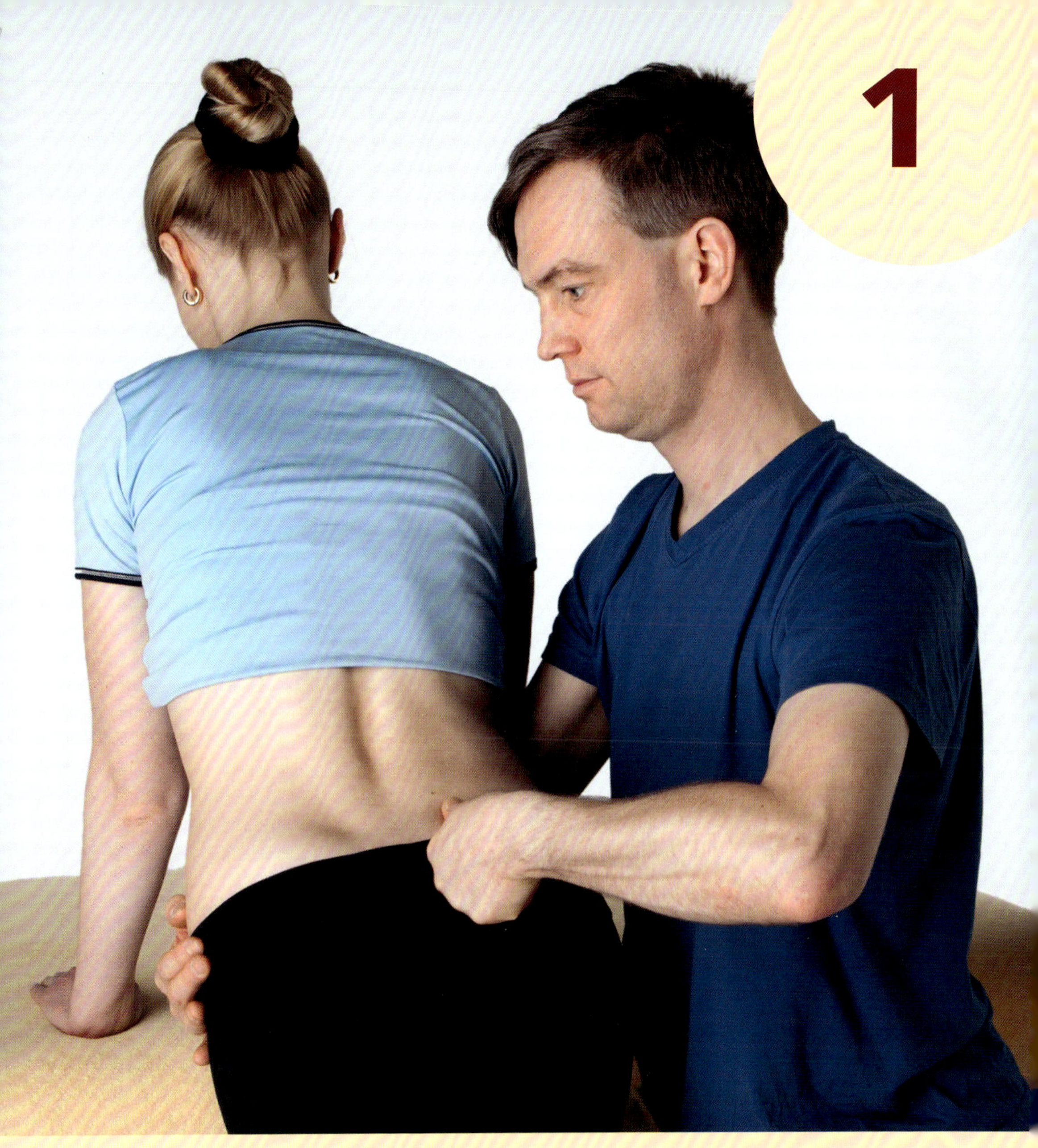

1

Dorn-Therapie

Geschichte der Dorn-Therapie

Die Anfänge dieser Methode liegen wahrscheinlich viele Jahrhunderte zurück in Mitteleuropa. Im Rahmen europäischer traditioneller Erfahrungsheilkunde haben sich unterschiedliche Richtungen der therapeutischen Betätigung entwickelt. Man musste für sich selbst und seine Nutztiere Sorge tragen und sich um das Wohlergehen sowie die Gesundheit kümmern. Die Nutztiere stellten die ökonomische Grundlage der Existenz dar und so führte dies zu unterschiedlichen Wegen, die Gesundheit und Gesunderhaltung zu unterstützen. Ein großer Bereich war das »Knochenrenken« oder »Bone-Setting« mit sehr unterschiedlichen Arten der Ausführung. Ziel dieser Therapien war das Beheben von Beschwerden, die ihre Ursache im muskuloskelettalen System hatten. Das gilt auch für die Dorn-Therapie. Griff- und Behandlungstechniken wurden von Generation zu Generation weitergereicht.

So kam wohl auch Dieter Dorn (1938–2011) zu diesem Wissen. Nach einem »Hexenschuss« ließ sich der Landwirt und Sägewerksbesitzer 1973 vom alten Vogtbauern Josef Müller, zu dem Mensch wie Tier bei akuten Schmerzen gingen, behandeln. Der wiederum hatte sich das Vorgehen von einer älteren Bäuerin abgeschaut, die in seinem Stall Tiere behandelt hatte. Nach nur einer Behandlung konnte Dieter Dorn wieder arbeiten und wollte diese Therapie nun ebenfalls erlernen. Jedoch starb der alte Landwirt Wochen nach dieser Behandlung, ohne Dieter Dorn unterrichtet zu haben. Daraufhin begann Dieter Dorn bei seiner Frau, die seit Jahren Hals-Nacken-Beschwerden hatte, die Wirbelsäule, wie es der Vogtbauer bei ihm getan hatte, gefühlvoll zu ertasten und zu behandeln. Seine nächste Patientin war eine ältere Dame im Dorf, die eines Tages nicht mehr aus ihrem Bett herauskam. Sie hatte starke Schmerzen an einer Hüfte. Dieter Dorn untersuchte dieses Gelenk mit gutem Gespür und behandelte mit Erfolg die Beinlängendifferenz, ohne dies beim alten Vogtbauern gesehen zu haben.

Über die Jahre sprachen sich seine Behandlungserfolge herum und Menschen kamen am Anfang aus seinem Dorf und der Umgebung, später aus immer weiterer Entfernung. 1985 hörte der Orthopäde Dr. Thomas Hansen von seinem Schaffen und ließ sich selbst behandeln. Die erfolgreiche Behandlung war der Beginn einer fruchtbaren Zusammenarbeit, mit der sich die Dorn-Therapie bei Laien, Therapeuten, Heilpraktikern und Ärzten zunächst auch ohne diesen Namen verbreitete. Anfang oder Mitte der 1990er-Jahre wurde die Therapie nach Dieter Dorn »Dorn-Methode« oder »Dorn-Therapie« genannt. Etwa zu dieser Zeit begann Dieter Dorn, auch die Meridiane in seine Arbeit mit einzubeziehen. Heute ist sie im gesamten deutschsprachigen Raum und darüber hinaus bekannt.

Grundregeln der Dorn-Therapie

Jeder Therapeut kann die Dorn-Therapie oder Teile daraus in seine Arbeit integrieren und mit seinen jeweiligen Therapien kombinieren. Dennoch ist die Dorn-Therapie ein in sich stringentes und abgerundetes Konzept, das in der Ganzheitlichkeit des Patienten zu einer abgerundeten Therapie führt und als Einzeltherapie angewendet werden kann. Anatomie, Neurologie und Physiologie sind ihre Grundlagen. Ziel der Dorn-Therapie ist eine Verbesserung der neurophysiologischen Funktion der Gelenke. Dabei mobilisiert sie auf sanfte Weise Wirbel und Gelenke.

Die Dorn-Therapie gliedert sich in drei Bereiche: Therapie, Eigenübungen und Ganzheitlichkeit. Therapie ist die technisch-präzise und sanfte Ausführung der Befundung und Behandlung. Die Eigenübungen sind ein wesentlicher Bestandteil der Dorn-Therapie und unterstützen die Patienten in ihrer Selbstständigkeit. Ganzheitlichkeit besteht für die Therapeuten in der Möglichkeit, mit differenziertem Wissen von Meridianen, Inneren Organen, Muskelketten, Neurologie von segmentaler Innervation und Hirnnerven, Faszien mit den Aufhängungen, Vegetativum mit Para- und Sympathikus und ihren Zusammenhängen zu Wirbeln in der Therapie erfolgreich zu behandeln.

Dabei beschränkt sich die Dorn-Therapie bei weitem nicht auf das einfache Korrigieren von Gelenken und Beseitigen von Symptomen. Wer den Blick für die Ganzheitlichkeit dieser Methode öffnet, gewinnt neue Möglichkeiten der Ursachenfindung und der Therapie. Damit kann der Therapeut dem Patienten zusätzliche Zusammenhänge erklären und wertvolle Anregungen für Veränderungen in seinem Leben mitgeben.

Die Dorn-Therapie besitzt einige klare Grundregeln, die sie spezifisch von anderen Therapien unterscheidet. Dazu gehört z. B. die Aktivität der Patienten, einerseits während der Behandlung selbst, aber auch daheim in Form von Eigenübungen. Charakteristisch für die Dorn-Therapie an peripheren Gelenken ist zudem, dass die knöchernen Gelenkanteile immer zusammengeschoben und nur im schmerzfreien Bewegungsbereich behandelt werden. Bei den Grifftechniken hat sich inzwischen eine gewisse Vielfalt entwickelt, was – sofern die Grundregeln der Dorn-Therapie eingehalten werden – seine Berechtigung hat und das Therapiespektrum erweitert. Bereits Dieter Dorn hat sich in seinen 38 Jahren der Anwendung dieser Methode weiterentwickelt und unterschiedliche Grifftechniken angewendet. Die letzten Jahre seines Therapierens zeichneten sich durch immer weniger Kraft in seinen Grifftechniken aus, da wohl einige Schüler die Dorn-Therapie als Kraftanwendung verstanden haben. Die Dorn-Therapie ist eine Gefühlstherapie und keine Kraftanwendung! Zugleich hat Dieter Dorn die Patienten während seiner Therapie immer aktiver werden lassen.

Die acht Grundregeln der Dorn-Therapie sind:

- **Einfachheit:** Am Anfang muss ein Lernender nur wenig theoretisches Wissen besitzen oder erlernen. Es geht erst einmal um das Trainieren des Gespürs. Dies ist ein jahrelanger Entwicklungsprozess. Hinzu kommt die Theorie. Je mehr theoretische Grundlagen der Therapeut zum Verständnis der Ganzheitlichkeit dieser Methode kennt, umso effektiver kann seine Therapie sein. Patienten können anhand der Erklärung an einem Skelett die Behandlung und die Eigenübungen gut verstehen.
- **Sanftheit:** Die Dorn-Therapie ist eine sanfte Therapie und eine Behandlung des Therapeuten in Zusammenarbeit mit dem Patienten. Der Patient bewegt seine Gelenke und Wirbel in einer für ihn angenehmen Art um die Ruhestellung herum. Im Vergleich zu den täglichen Krafteinwirkungen und Scherkräften sind die bei der Dorn-Therapie wirkenden Kräfte wesentlich geringer.
- **Ganzheitlichkeit:** Je mehr Wissen und Gefühl ein Therapeut hat, umso tiefer versteht er die Dorn-Therapie und umso qualitativ besser und erfolgreicher wird seine Behandlung.
- **Positionsdiagnostik:** Gelenke und Wirbel werden durch den Therapeuten über einen positiven Positionsbefund von Knochen diagnostiziert. Es wird in derselben Ebene und an den gleichen Knochenpunkten der Vergleich rechts zu links erstellt.
- **Alle Gelenke und Wirbel sind behandelbar:** Mit der Dorn-Therapie lassen sich alle dysfunktionellen Gelenke und Wirbel behandeln. Dabei lassen sich viele Zusammenhänge im Menschen in die Dorn-Therapie integrieren und bei der Behandlung nutzen.
- **Manuelle Anwendung:** Die Dorn-Therapie wird grundsätzlich erst einmal mit den Händen ausgeführt. Es gibt zwar Hilfsgeräte, doch können sie nie das Feingefühl der Hände erreichen. Vor der Dorn-Therapie verabreichte Wärmeanwendungen können die Behandlung erleichtern.
- **Beteiligung der Patienten:** Bei der Dorn-Therapie wird immer in der Bewegung behandelt, die der Patient aktiv oder unterstützend durchführt. Der Patient bestimmt und kontrolliert dabei selbst die Geschwindigkeit und das Ausmaß seiner Bewegungen. Nach der Behandlung ist der Patient mit seinen Eigenübungen aktiv. Die Dorn-Therapie ist nie passiv, sie ist immer physiologisch dynamisch! Dadurch kann ein Patient die Behandlung jeder Zeit bestimmen.
- **Eigenübungen:** Jeder Patient erhält bei einer Dorn-Therapie seine spezifischen Eigenübungen. Die Eigenübungen dienen vor allem der mittel- und langfristigen Stabilisierung der ursächlichen Wirbel und Gelenke.

Eigenbehandlung

Die Eigenbehandlungen stellen einen wesentlichen Teil der Dorn-Therapie dar. Sie stärken die Eigenverantwortung und die Aktivität der Patienten. Die entsprechenden Übungen werden dem Patienten immer dann mitgegeben, wenn die Behandlung des jeweiligen Wirbelsäulenabschnitts oder Gelenks durch den Therapeuten erfolgreich war. Diese sollte der Patient je nach Beschwerdestärke mehrmals täglich etwa dreimal hintereinander ausführen. Die Eigenübungen unterstützen die Regeneration und Stabilisierung der Wirbel und Gelenke und ihrer Umgebung nach der Behandlung durch den Therapeuten. Dazu sollten sie über 2-4 Wochen, bei chronischen Beschwerden auch länger, angewendet werden. Sie können aber auch zur Prophylaxe eingesetzt werden.

Wirbel und ihre Bezüge zu Organen und Beschwerden

Fehlstehende Wirbel	Bezugsorgane und -systeme nach Dorn	Typische Beschwerden
Halswirbel		
Atlas (C1)	Gehirn, Hirnnerven	Kopfschmerzen, Migräne, Konzentrations- und Gedächtnisstörungen, Müdigkeit
Axis (C2)	Augen, Stirnhöhlen, Zunge, Hirnnerven	Augenschmerz, Seheinschränkungen
3. Halswirbel (C3)	Nase, Ohren, Nasennebenhöhlen	Tinnitus, Schwindel
4. Halswirbel (C4)	Nase, Ohren, Kieferhöhlen, Oberkiefer, Zwerchfell	Tinnitus, Schwindel
5. Halswirbel (C5)	Rachen, Mandeln, Unterkiefer, Zähne, Oberarm, Schulter	Katarrh
6. Halswirbel (C6)	Kehlkopf, Stimmbänder	Schluckstörung, Nackenbeschwerden, Heiserkeit
7. Halswirbel (C7, Vertebra prominens)	Schilddrüse, Luft- und Speiseröhre	Antriebsarmut, Kloßgefühl, Hyperaktivität, Kropf
Brustwirbel		
1. Brustwirbel (Th1)	Schulter, Arm, v. a. Unterarm, Hand	Schmerzen und Taubheitsgefühl in den Armen, Tennisellenbogen
2. Brustwirbel (Th2)	Herz, Herzkranzgefäße	Herzrhythmusstörungen, zu hoher oder zu niedriger Blutdruck, Schmerz im Brustbein

Fehlstehende Wirbel	Bezugsorgane und -systeme nach Dorn	Typische Beschwerden
3. Brustwirbel (Th3)	Lunge, Brust, Atmung	Asthma, Bronchien, Atembeschwerden
4. Brustwirbel (Th4)	Gallenblase, Gallengänge, Fettverdauung	Gallenkoliken, Gallensteine, seitliche Kopfschmerzen
5. Brustwirbel (Th5)	Leber	veränderte Blutwerte, Entgiftungsstörungen, Blutarmut, Müdigkeit, Anämie, Allergie
6. Brustwirbel (Th6)	Magen, Verdauung	saures Aufstoßen (Sodbrennen), chronische Gastritis
7. Brustwirbel (Th7)	Magen, Verdauung, Zwölffingerdarm	saures Aufstoßen, Blähungen
8. Brustwirbel (Th8)	Milz, weiße und rote Blutkörperchen, Bauchspeicheldrüse	Abwehrschwäche, Anämie
9. Brustwirbel (Th9)	Milz, Nebennieren, Bauchspeicheldrüse	veränderte Blutwerte, Hormonstörungen
10./11. Brustwirbel (Th10/11)	Niere, Blutdruck, Ausscheidung	Ödeme, Hauterkrankungen wie Schuppenflechte und Neurodermitis, Allergien
12. Brustwirbel (Th12)	Dünndarm, Eileiter, Samenleiter	Mineralstoff- und Vitaminmangel, Blähungen
Lendenwirbel		
1. Lendenwirbel (L1)	Dickdarm	Durchfall oder Verstopfung, Pilzbefall im Darm
2. Lendenwirbel (L2)	Oberbauch, Blinddarm	Krämpfe im Bauch
3. Lendenwirbel (L3)	Blase, Gebärmutter, Knie, Ischiasnerv	häufige Blasenentzündungen, Unfruchtbarkeit, Ischiasbeschwerden
4. Lendenwirbel (L4)	Beine mit Haut und Muskeln, Becken, Prostata	Unterbauchbeschwerden, Beschwerden am Oberschenkel
5. Lendenwirbel (L5)	Beine mit Haut und Muskeln, Becken, Gesäß, Ischiasnerv	Ischiasbeschwerden
Kreuzbein/ Sakroiliakalgelenk	Organe des kleinen Beckens, Beckenboden, Beine, Ischiasnerv	Verstopfung, Unterleibsbeschwerden, Beinlängendifferenzen, Beckenschiefstand, Ischiasbeschwerden
Steißbein	Beckenboden, After	Hämorrhoiden

Dysfunktion eines Wirbels oder Gelenks

In diesem Buch wird das Wort »Dysfunktion« für den behandlungswürdigen Zustand eines Wirbels oder peripheren Gelenks verwendet. Das dahinterstehende Verständnis ist deutlich größer und umfassender als das für Laien verständlichere Wort »Blockade«. Bei einer »Blockade« ist ein Wirbel nicht in der Mitte oder ein Knochen nicht richtig im Gelenk positioniert und muss wieder zurückgeführt werden. Bei der Dorn-Therapie werden jedoch physiologische Funktionseinheiten der Wirbel und Gelenke betrachtet und behandelt. Darin enthalten sind alle Strukturen, die ein Gelenk bilden. Dies sind neben den Knochen die intraartikulären Strukturen, die Gelenkkapseln, die Bandstrukturen, Bindegewebe, Faszien, die Muskulatur, die Nerven und Nervenstrukturen, Blutversorgung. Doch auch innere Organe und nicht zuletzt energetische Zusammenhänge wie die der Meridiane stellen bei der Dorn-Therapie einen Teil der Funktionseinheit dar. Aus diesem Verständnis heraus arbeitet die Dorn-Therapie, mit der Physiologie und dem Patienten zusammen. Ihr primäres Ziel ist es, wieder die bestmögliche Funktion eines Wirbels oder Gelenks herzustellen.

Gelenke brauchen für eine optimale Funktionsfähigkeit den physiologisch bestmöglichen Kontakt und Kongruenz der am Gelenk beteiligten Knochen. Daraus folgt eine optimale Kraftverteilung bei Belastung innerhalb des Gelenks und zwischen benachbarten Strukturen. Die Energie strömt besser in entspannten und physiologisch vollständig funktionierenden als in dysfunktionellen Strukturen durch den Körper. Ein Gelenk, das schon optimalen Gelenkflächenkontakt hat, wird bei einer Behandlung nach Dorn nicht verändert, da der Behandlungsdruck wesentlich geringer ist als bei alltäglichen Belastungen. Die Dorn-Therapie wirkt ausgleichend auf die neuromuskuloskelettalen Funktionseinheiten und die propriozeptive Innervation. Die Behandlung findet während der physiologischen Funktion und der andauernden Rezeptorentätigkeit für die Spannung (Tonus) und die Stellung des Gelenks statt und gleicht hier Dysfunktionen aus. Über die Verbesserung des neuromuskuloskelettalen Systems wird die funktionelle lokale Stabilität gefördert.

Jedes dysfunktionelle Gelenk kann Schmerzen und andere Symptome im Bereich des Gelenks verursachen. Eine Dysfunktion kann zudem in die nähere Umgebung ausstrahlen und zu Beschwerden an Muskeln, Bindegewebe, Knochen, Kapseln, Ligamenten und benachbarten Gelenken führen. Doch nicht jede Dysfunktion führt zu Symptomen und falls welche auftreten, sind sie bei weitem nicht immer lokal begrenzt. Über Meridiane und Muskelketten können sich Dysfunktionen in anderen Körperregionen auswirken. Jede Dysfunktion kann den Energiefluss der Meridiane stören, die über dieses Gelenk verlaufen. Hieraus ergeben sich über die TCM viele weitere Zusammenhänge, die der Dorn-Therapeut für sich nutzen kann.

So wie die Ursachen einer Dysfunktion lokal, regional oder ganzheitlich bestehen und wirken können, so ist die Wirkung der Dorn-Therapie ebenfalls lokal, regional und ganzheitlich zu sehen. Damit vollständig und umfassend umgehen zu können, ist die Kunst des erfahrenen Therapeuten.

Indikationen

Die primären Indikationen der Dorn-Therapie sind orthopädische und peripher neurologische Beschwerden.

Verschiedenste Symptome im Bereich der Wirbelsäule und Beschwerdeausstrahlungen in Beine, Arme und Kopf können mit ihr ebenso behandelt werden wie Schmerzen in einzelnen Gelenken und deren Umgebung. Parästhesien wie Taubheit oder Kribbeln gehören ebenso zu den Anwendungsgebieten der Dorn-Therapie wie seitenunterschiedliche Körperwahrnehmungen der Patienten, wie z. B. dauerhafte einseitige Muskelverspannungen, Schweregefühl, Tennis- oder Golferellenbogen.

Auch anatomisch klar definierte Diagnosen wie Teilruptur (Sehnenanriss) der Rotatorenmanschette des Schultergelenks können, wenn sie in der Bewegung oder Ruhe schmerzhaft sind, über die Wirbelsäulenbehandlung und nachbarschaftliche Gelenke positiv beeinflusst werden. Hier wird die körpereigene Regenerationsfähigkeit unterstützt.

Mit der Dorn-Behandlung kann der Therapeut zudem ausgleichend auf innere Organe (→ S. 17) wirken. Die zugeordneten Wirbel kann ein Dorn-Therapeut bei entsprechenden Äußerungen des Patienten und Rückenschmerzen fokussierter überprüfen.

Beschwerden im Verlauf der Meridiane können über die Wirbel mit der entsprechenden Organ-Zuordnung erreicht werden. Die Grundsätze der Traditionellen Chinesischen Medizin (TCM) gelten auch bei der Dorn-Therapie und liefern mitunter wertvolle Hinweise auf seit Langem bestehende Krankheitsursachen.

Kontraindikationen

Bei Vorliegen einer Kontraindikation oder einem Verdacht darauf wird ein Patient nicht behandelt. Die zu beachtenden Kontraindikationen sind folgende:

- Patienten mit Schmerzen nach einem Unfall müssen wegen einem eventuell vorhandenen Knochenbruch erst geröntgt werden, bevor sie behandelt werden.
- Noch nicht verheilte Wunden von Operationen, Unfällen etc. an Gelenken und Wirbelsäule müssen erst heilen, bevor dort behandelt wird. Das Gleiche gilt bei Brüchen und Frakturen, auch bei Haarrissen.
- Entzündete Gelenke dürfen nicht behandelt werden. Zeichen einer Entzündung sind Rötung, Schwellung, Hitze, Schmerz und eingeschränkte Bewegungsfähigkeit. Hier ist eine Behandlung der umliegenden Gelenke und entsprechender segmentalen Innervation für die Stärkung der lokalen Selbstheilungskräfte vorteilhaft. Der Selbstheilungsprozess wird unterstützt und ausgeglichen. Ein typisches Beispiel sind Rheumatiker, bei denen in der Entzündungsphase das jeweilige Gelenk nicht behandelt werden darf.
- Akute muskuläre und sensorische Ausfälle oder Abschwächungen müssen erst neurologisch abgeklärt werden, vor allem wenn die Probleme symmetrisch auftreten.
- Die Dorn-Therapie eignet sich nur für Patienten, die selbstständig gehen und sich aufrichten können. Damit entziehen sich bei Bettlägrigen die meisten Gelenke der Behandlung. Es werden nur Gelenke behandelt, die der Patient aktiv oder unterstützend bewegen kann.
- Nur voll belastbare Gewebe dürfen bei der Dorn-Therapie behandelt werden. Diese Gewebe erfahren täglich im Leben wesentlich größere Kräfte als bei der Behandlung.
- Medikamente zur Blutgerinnungshemmung wie Marcumar sind eine Teilkontraindikation, d.h. es muss sehr vorsichtig behandelt und vom erfahrenen Therapeuten differenziert gearbeitet werden. In jedem Einzelfall muss eine Behandlung abgeklärt werden.
- Patienten mit Tumoren oder Metastasen in den Knochen dürfen wegen der Gefahr eines Knochenbruchs nicht behandelt werden. Ein Szintigramm ist hier zur Ausschlussdiagnostik anzuraten.
- Patienten mit akuten psychiatrischen/psychischen Erkrankungen, die nicht zusätzlich in fachlicher Behandlung stehen, müssen zuerst in die Obhut entsprechender Fachleute gebracht werden.
- Eine Teilkontraindikation im Bereich Lendenwirbelsäule und Kreuzbein besteht bei Schwangerschaft mit Komplikationen. Wenn der Therapeut selbst nicht über genügend Erfahrung verfügt, ist eine Abklärung beim Gynäkologen nötig.

Beinlängendifferenz in der Dorn-Therapie

Eine besondere Rolle spielt in der Dorn-Therapie der Ausgleich bestehender Beinlängendifferenzen. Dieser ist für die mittel- und langfristige Stabilität in der Wirbelsäule sehr wichtig. Schließlich steht das Becken auf den Beinen. Statisch gesehen kann sich also eine Beinlängendifferenz bis zum obersten Halswirbel fortsetzen und zur Dysfunktion einzelner Wirbel führen.

Daher beginnt man bei jeder Dorn-Therapie mit der Korrektur der Beinlängen und gibt dem Patienten nach der Behandlung individuelle Eigenübungen mit auf den Weg. Zu unterscheiden sind funktionelle und anatomische Beinlängendifferenzen. Ungefähr 99,5 % der Beinlängendifferenzen sind funktionell bedingt und somit im Menschen ausgleichbar. Führt der Patient seine Eigenübungen konsequent aus, wird der Therapeut bei einer Folgekonsultation dies an einer entweder schon vollständig ausgeglichenen oder geringeren Differenz sehen. Der Körper stabilisiert diesen bestmöglichen Funktionszustand mit der Zeit.

Untersuchung der Beinlängendifferenz

Die Kontrolle der Beinlänge steht am Anfang jeder Dorn-Behandlung. Darüber hinaus wird sie nach jedem einzelnen Behandlungsschritt eines Beingelenks wiederholt. So kann der Therapeut leicht feststellen, welche Behandlung beim jeweiligen Patienten am besten gewirkt hat und ihm die spezifische Eigenübung für das entsprechende Gelenk mitgeben.

Bei der Untersuchung der Beinlängendifferenz liegt der Patient auf dem Rücken, lässt möglichst locker oder kann bei der Bewegung mithelfen. Der Therapeut hebt beide Beine hoch. Wenn die Knie sich beim Hochheben der Beine beugen, soll der Patient soweit wie möglich entspannen oder aktiv die Knie strecken. Der Therapeut steht am Fußende des Patienten. Seine Daumen liegen fußsohlenseitig auf der Ferse. Zum Hochheben der gestreckten Beine liegen seine Zeigefinger außen an den Knöcheln, die anderen Finger an der Achillessehne. Alternativ greift der Therapeut mit den Fingern oben um die Fußsohlen und stabilisiert die Füße mit den Daumen. Wichtig sind der durchgehende Druck auf die Fersen in die Hüften und dass die Fersen in der Ausgangsposition nicht gegeneinander gedrückt werden, sondern locker nebeneinander liegen.

Während der gesamten Untersuchung drückt der Therapeut mit seinen Daumen mit einem Druck von ungefähr 300 Gramm auf die Fersen in Richtung Hüften des Patienten. Er hebt beide Patientenbeine mit einem leichtem Schwenk nach außen und wieder zur Mitte (Außenrotation und Abduktion) bis ungefähr 60°–90°-Flexion in den Hüften hoch. Die Beine werden nur soweit hochgehoben, wie der Patient keine Schmerzen hat! Falls es aufgrund von Beschwerden nicht möglich ist, beide Beine entsprechend hochzuheben, muss der Therapeut jeweils beidseitig Hüft-, Knie- und Sprunggelenk behandeln.

Der Therapeut hat die bestmögliche Haltung, wenn er seinen Kopf so weit senkt, dass seine Blickrichtung zu den Fersen in einem 90°-Winkel zu den Beinen steht. Meist muss er hierfür seine Knie, Schultern und Ellenbogengelenke bewegen.

Besonders gut lässt sich die Position der Fersen vergleichen, wenn der Therapeut die Position seiner Hände an den Füßen des Patienten derart ändert, dass die Daumen auf der Ferse liegen, die Zeigefinger die Knöchel umfassen und die übrigen Finger die Füße seitlich hinten abstützen. Die Fersen sollten dabei direkt aneinander liegen (▶ Abb. 1). Nun schaut der Therapeut zu den »Falten« oder Übergängen zwischen den Daumen und den Fersen. Eine höher stehende Ferse zeigt ein verlängertes Bein und damit einen positiven Befund an.

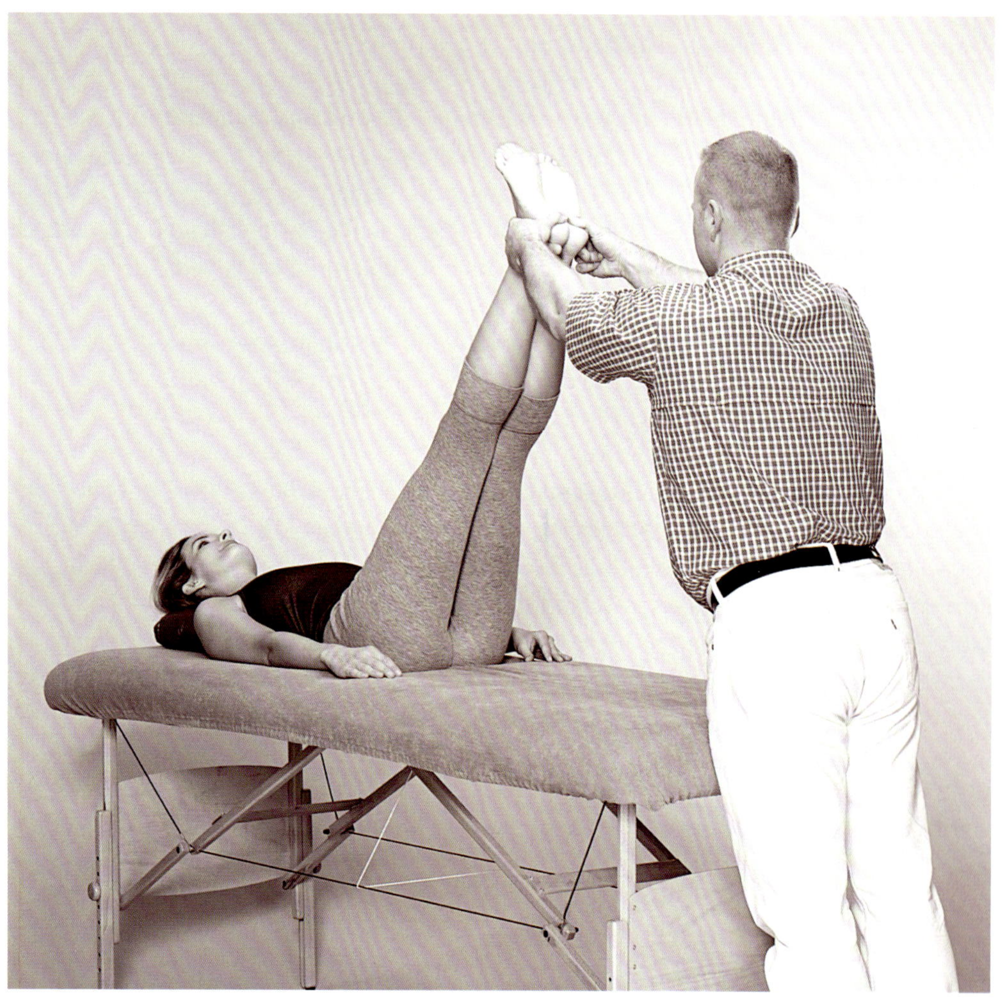

Abb. 1 Untersuchung der Beinlängendifferenz

Bei dieser Art der Beinlängenmessung wird eine Schräglage des Beckens oder eine Beckenverwringung mit Auswirkung auf das Messungsergebnis fast immer ausgeschlossen. Schräglagen oder andere Veränderungen der Beckenposition sind sehr oft Folge länger bestehender Beinlängendifferenzen. Im Sinne der Dorn-Therapie muss der Patient seine Eigenübungen in solchen Fällen konsequent und sehr regelmäßig durchführen, um seinen Körper in der Regeneration zu unterstützen und die mittel- und langfristige Stabilität und Ausgeglichenheit sicherzustellen.

Vier Fehler können bei der Untersuchung von Beinlängendifferenzen zu falsch positiven Befunden führen. Traktion verursacht eine Dysfunktion in einem positiv behandelten Gelenk. Die drei weiteren Fehler sind reine Untersuchungsfehler, die keine Dysfunktionen verursachen. Hier sollte der Therapeut unter Vermeidung der Fehler nochmals befunden.

1. Durch willentlichen oder unwillentlichen Ziehen (Traktion) an einem physiologisch positiv behandelten Gelenk wird die Dysfunktion wieder hervorgerufen. Dazu kommt es leider häufig, wenn der Therapeut nicht aktiv mit 300 Gramm auf die Fersen drückt. Dies muss wie alle anderen unphysiologischen Behandlungstechniken unbedingt vermieden werden!
2. Wenn der Therapeut beide Beine zu schnell hochhebt, kann der Muskelreflex als Schutzspannung ausgelöst werden. Durch die verstärkte Spannung der Lendenwirbelsäulen-, Hüft- und Beckenmuskulatur wird der Therapeut immer denselben Befund wie bei der Eingangsuntersuchung erheben. Diese Geschwindigkeit ist bei jedem Menschen individuell.
3. Längere Zeit die Beine in der oberen Position zu halten, wird ebenfalls die Muskulatur in höhere Spannung versetzen und der Therapeut wird mit der Zeit wieder das Anfangsergebnis befunden.
4. Wenn ein Therapeut die Beine in einen Beschwerdebereich hochhebt, wird sofort der Schutzreflex ausgelöst und die umliegende Muskulatur gerät zum Schutz der Struktur unter größte Spannung. Auch hier wird der Therapeut wieder das Anfangsergebnis befunden.

Behandlung der Beinlängendifferenzen

Die Behandlung von funktionellen Beinlängendifferenzen beginnt immer an dem längeren Bein. Bei einem Anfangsbefund mit ausgeglichenen Beinlängen müssen mindestens an einem Bein alle drei Gelenke behandelt werden. Sonst könnten an beiden Beinen Gelenksdysfunktionen bestehen, die beidseits eine gleich große Verlängerung verursachen und sich so im Untersuchungsergebnis neutralisieren würden. Normalerweise wird zuerst die Hüfte behandelt, dann das Knie und zuletzt das Sprunggelenk. Nach jedem Behandlungsschritt muss die Beinlängendifferenz erneut überprüft werden, um herauszufinden, welches Gelenk für die Beinlängenverlängerung verantwortlich ist und entsprechend über spezifische Eigenübungen behandelt werden sollte. Wenn die Behandlungszeit es zulässt, können alle sechs Gelenke behandelt werden, da optimal funktionelle Gelenke bei der Dorn-Therapie keine Veränderung erfahren. Im Folgenden werden Untersuchung und Behandlung exemplarisch für eine Seite beschrieben. Auf der anderen Seite werden sie entsprechend spiegelbildlich durchgeführt.

Hüftgelenk

Bei der Hüftgelenkkorrektur wird das Gelenk zentrierend bearbeitet. Durch die Behandlung wird die Funktionseinheit Hüftgelenk mit allen mitwirkenden Strukturen und Geweben ausgeglichen, um die bestmögliche physiologische Funktion zu erreichen.

Erfahrungsgemäß empfiehlt es sich, den Patienten von Anfang an in die Behandlung des Hüftgelenks mit einzubeziehen. Dadurch wird dem Patienten rasch klar, wie wichtig die regelmäßige Durchführung der Eigenübungen für den Behandlungserfolg ist. In der Praxis des Autors hat sich folgende Reihenfolge bewährt:

1. Eigenbehandlung des Hüftgelenks im Liegen
2. Bei Bedarf: Eigenbehandlung des Hüftgelenks im Liegen mit Handtuch
3. Behandlung des Hüftgelenks durch den Therapeuten
4. Bei Bedarf: Behandlung des Hüftgelenks durch den Therapeuten in Außenrotation
5. Bei Bedarf: Behandlung des Hüftgelenks durch den Therapeuten in Innenrotation.

Behandlung des Hüftgelenks durch den Therapeuten

Die Korrektur des »Hüftgelenks« erfolgt unmittelbar nach der Befunderhebung. Um das linke Hüftgelenk zu behandeln, steht der Therapeut links vom liegenden Patienten. Der Patient hält sein linkes Bein – in Hüfte und Knie jeweils um 90° gebeugt – hoch. Der Therapeut drückt mit der linken Hand am Übergang vom Oberschenkel zur Gesäßmuskulatur in Richtung der gegenüberliegenden Schulter des Patienten. Mit seiner rechten Hand am Knie führt er ohne Kraftaufwand das Bein des Patienten zur Liege zurück.

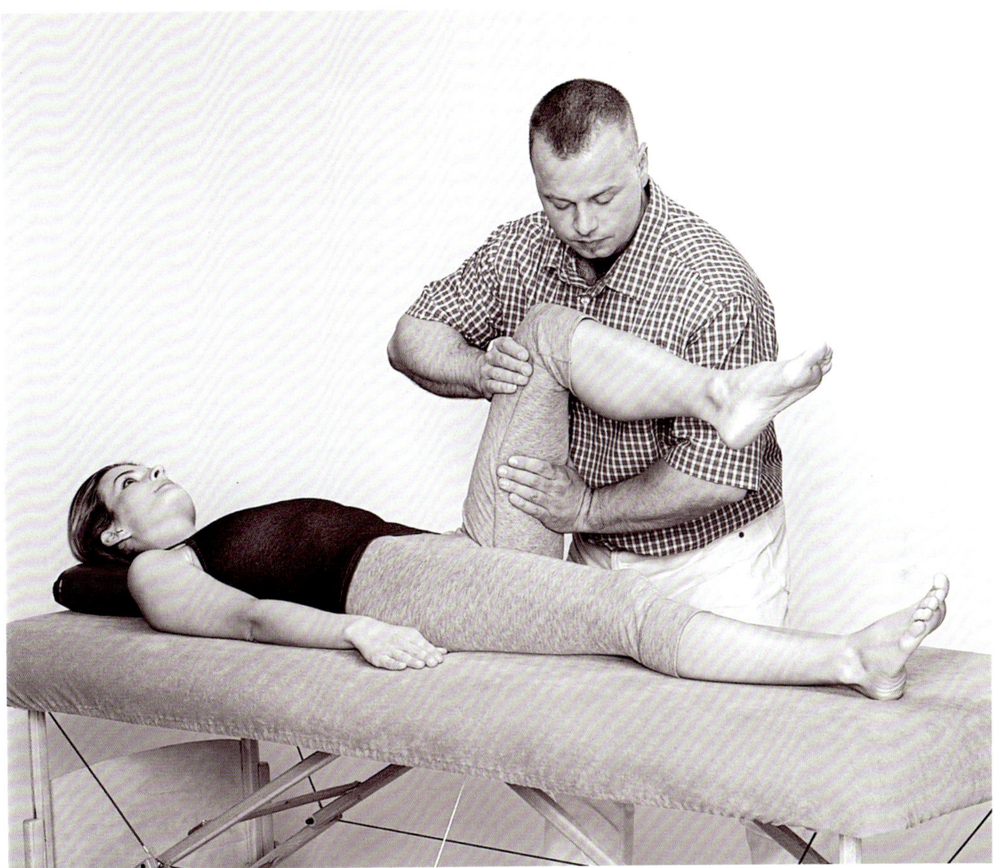

Abb. 2 Behandlung des Hüftgelenks

Behandlung des Hüftgelenks in Außenrotation

Falls nach dieser Behandlung immer noch eine Differenz von über einem halben Zentimeter besteht, kann mit einem anderen Bewegungsablauf im Hüftgelenk geholfen werden. Der Therapeut verändert dazu während der Übung die Stellung des Oberschenkelkopfs zur Hüftpfanne. Bei der Abduktions-Außenrotations-Stellung im Hüftgelenk neigt der Therapeut das angewinkelte, hochgenommene Bein des Patienten nach außen und fragt nach eventuellen auftretenden Beschwerden. Das Bein sollte auch hier nur im beschwerdefreien Bereich bewegt werden. Ansonsten verläuft die Behandlung wie bereits beschrieben. Bei Patienten mit künstlichen Hüftgelenken darf diese Variante nicht verwendet werden.

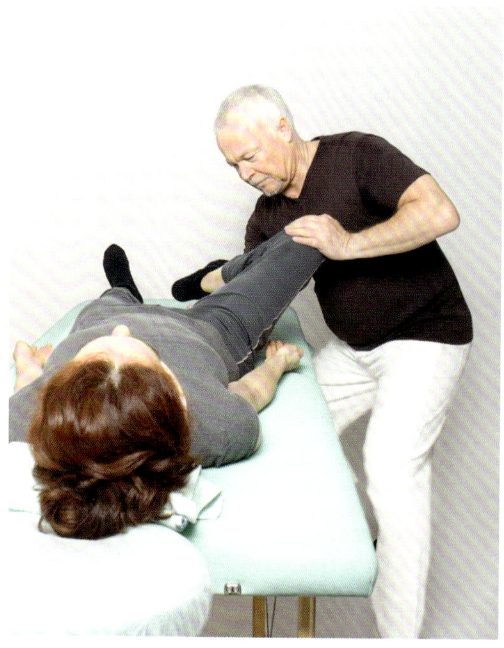

Abb. 3 Behandlung des Hüftgelenks in Außenrotation

Behandlung des Hüftgelenks in Innenrotation

Sollte auch die Korrektur in Außenrotation nicht zum Erfolg führen, – was selten der Fall ist, sollte das angewinkelte Bein nach innen geneigt werden, und die Korrektur in Innenrotations-Adduktions-Stellung wiederholt werden. Bei Patienten mit künstlichen Hüftgelenken ist die Korrektur in Innenrotation kontraindiziert.

Eigenbehandlung des Hüftgelenks

Die Übung, welche sich bei der Behandlung als besonders wirksam erwiesen hat, sollte der Patient fünf- bis zehnmal am Tag dreimal hintereinander beidseitig durchführen. Behandelt wird immer an beiden Seiten, damit der Patient nicht die Seite vergessen kann. Dies ist die wichtigste prophylaktische Übung und man kann sie gar nicht oft genug durchführen. Optimale Beinlängen werden mit dieser Übung nicht verändert.

Eigenbehandlung des Hüftgelenks im Liegen

Diese Übung wird knapp vor dem Schlafengehen im Liegen mit der Hand oder dem Handtuch ausgeführt. Der Patient behandelt seine rechte Hüfte und hält sein rechtes Bein hoch, wobei Hüfte und Knie jeweils um ungefähr 90° gebeugt sind. Seine rechte flache Hand am, Oberschenkel nahe der Gesäßmuskulatur liegend, zieht der Patient Richtung Schulter, während er das rechte Bein auf die Unterlage ablegt. Der Therapeut achtet vor allem auf die korrekte Lage der Hand.

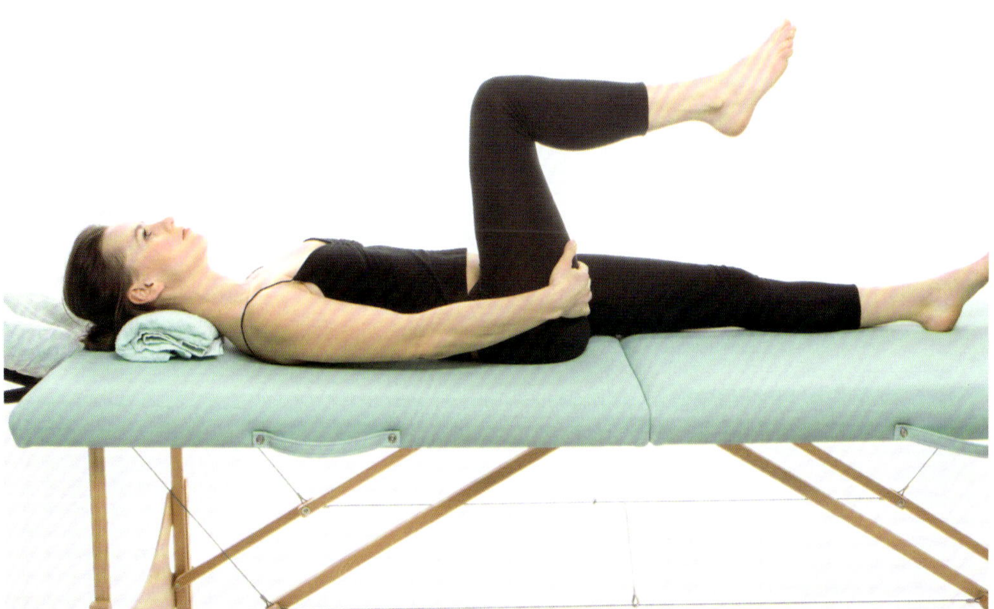

Abb. 4 Eigenbehandlung des Hüftgelenks im Liegen

Analog zur Behandlung durch den Therapeuten kann die Eigenbehandlung durch Neigung des Knies nach außen oder innen modifiziert werden, wenn sich diese Stellung bei der Behandlung als besonders wirksam erwiesen hat. Für stark beleibte Patienten oder solche mit sehr schwachen Händen empfiehlt sich die Korrektur des Hüftgelenks im Liegen mittels Handtuch. Hierzu nimmt der Patient ein längs gerolltes Handtuch und führt mit diesem statt der eigenen Hand die obige Übung aus. Der Therapeut sollte dabei auf die korrekte Höhe des Handtuchs am Oberschenkel beim Übergang zur Gesäßmuskulatur achten.

Eigenbehandlung des Hüftgelenks im Stehen

Patienten mit akuten Beschwerden sollen diese Übung bis zu 15-mal am Tag ausführen. Zur Behandlung des rechten Hüftgelenks stützt sich der stehende Patient mit der linken Hand ab und behandelt sein rechts Hüftgelenk wie zuvor im Liegen beschrieben.

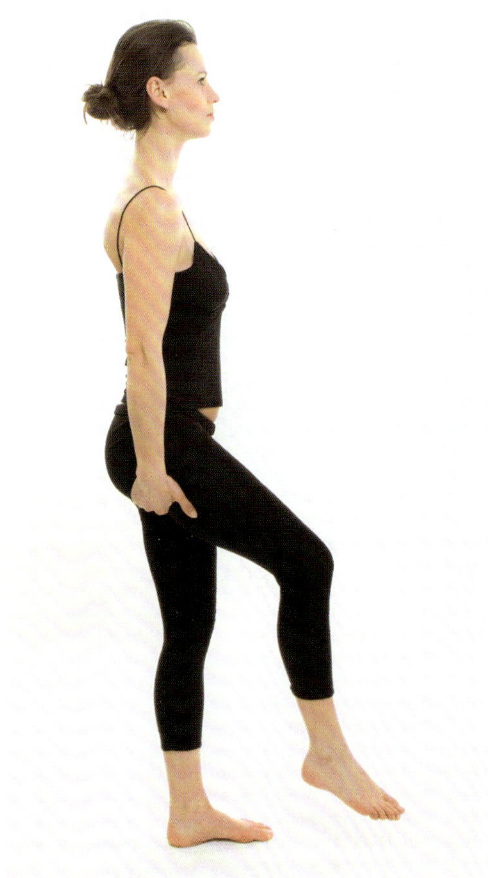

Abb. 5 Eigenbehandlung des Hüftgelenks im Stehen

Kniegelenk

Behandlung des Kniegelenks

Zur Behandlung des rechten Kniegelenks steht der Therapeut auf der rechten Seite des liegenden Patienten. Das Knie des Patienten ist um 90° beschwerdefrei gebeugt. Die linke Hand des Therapeuten drückt vom Oberschenkel her gelenknah auf das Knie. Den Gegendruck übt er mit seinem rechten Oberarm und Oberkörper, den Unterschenkel fixierend, auf das Kniegelenk aus. Der Patient streckt unterstützend das Gelenk. Die rechte Hand des Therapeuten drückt ständig in der Nähe der Kniekehle den Unterschenkel von hinten nach vorne. Unter diesem Druck in das Kniegelenk streckt der Therapeut so weit, wie der Patient das Knie selbst bewegt.

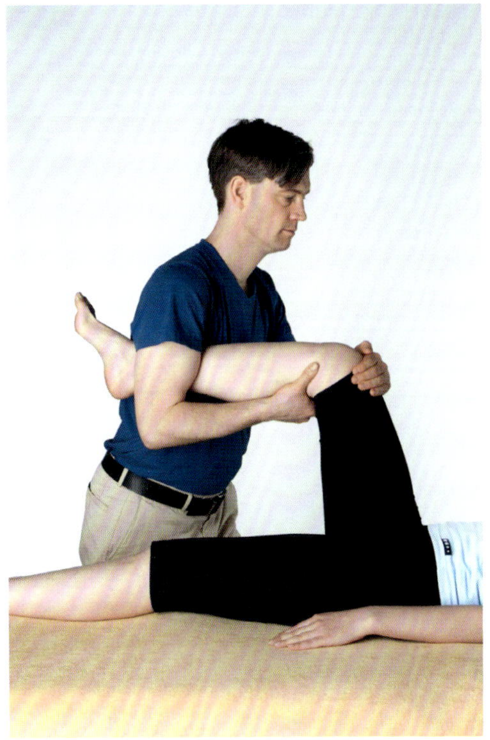

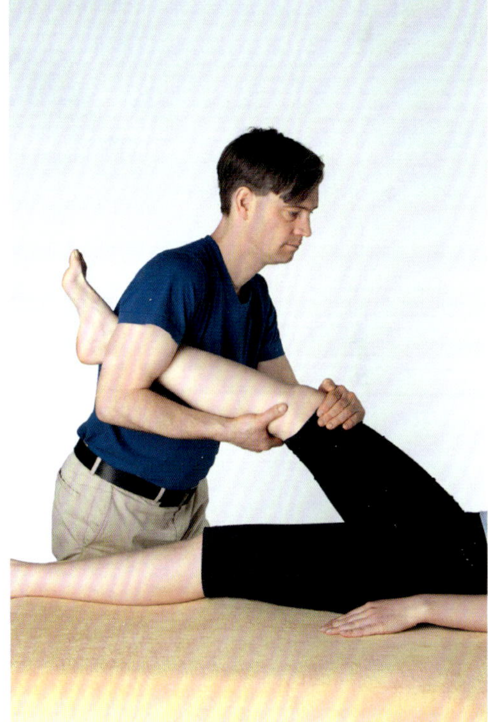

Abb. 6 Behandlung des Kniegelenks

Eigenbehandlung des Kniegelenks

Diese Übung erhalten die Patienten, bei denen die Behandlung des Knies einen Differenzausgleich erbracht hat. Sie sollte mehrmals täglich jeweils dreimal hintereinander ausgeführt werden. Zur Behandlung des rechten Knies stellt der Patient seinen rechten Fuß auf eine Treppenstufe und beugt das Kniegelenk um 90°. Er stützt seinen Oberkörper mit dem rechten Arm auf sein rechtes Knie ab und mit der linken Hand schiebt er den rechten Unterschenkel während der Streckung nach vorne. Mit dem Druck auf das Knie und dem Schub des Unterschenkels nach vorne wird das Kniegelenk gestreckt.

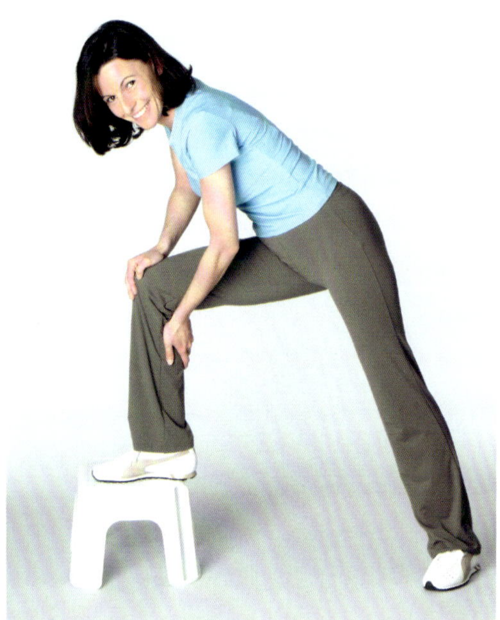

Abb. 7 Eigenbehandlung des Kniegelenks

Oberes Sprunggelenk

Behandlung des oberen Sprunggelenks

Für die Behandlung des rechten oberen Sprunggelenks (OSG) steht der Therapeut am Fußende der Behandlungsliege bei dem liegenden Patienten und drückt mit dem Handteller seiner rechten Hand die Ferse Richtung Hüfte des Patienten. Der Therapeut spart Kraft, wenn er den rechten Unterarm in Verlängerung zum Bein hält und leicht sein Körpergewicht in das OSG hineindrückt. Während der Patient den Fuß streckt (Plantarflexion) gibt der Therapeut mit der rechten Hand Druck in das OSG. Die linke Hand hilft – ohne Kraft auszuüben – dem Patienten, den Fuß von oben nach unten in die Streckung zu bringen. Dies ist die Endposition. Zur Wiederholung der Behandlung führt der Patient seinen Fuß ohne Druck wieder in die angewinkelte Position zurück.

Eigenbehandlung des oberen Sprunggelenks

Diese Übung erhält der Patient, wenn die Behandlung des OSG bei der Beinlängenkorrektur zum Differenzausgleich geführt hat. Der Patient sollte sie mehrmals am Tag jeweils dreimal hintereinander ausführen. Dazu steht der Patient auf beiden Füßen, die parallel zueinander ausgerichtet sind. Er beugt im Rahmen einer Kniebeuge beide Fußgelenke so weit, dass die Fersen noch den Boden berühren und richtet sich anschließend wieder auf. Diese Übung kann bei guter Koordination auf nur einem Fuß stehend ausgeführt werden.

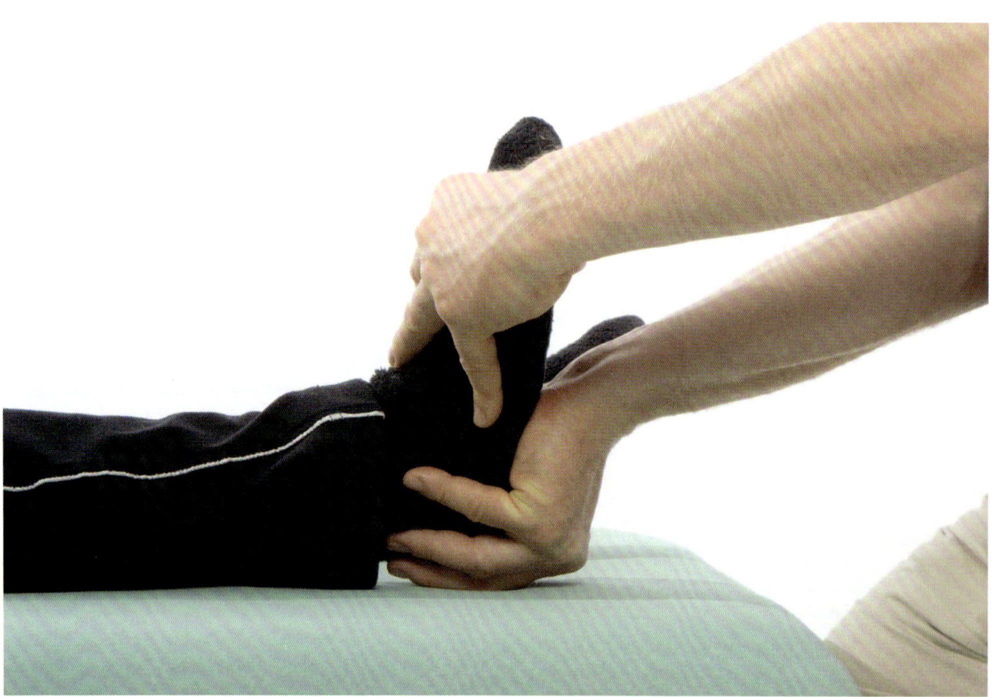

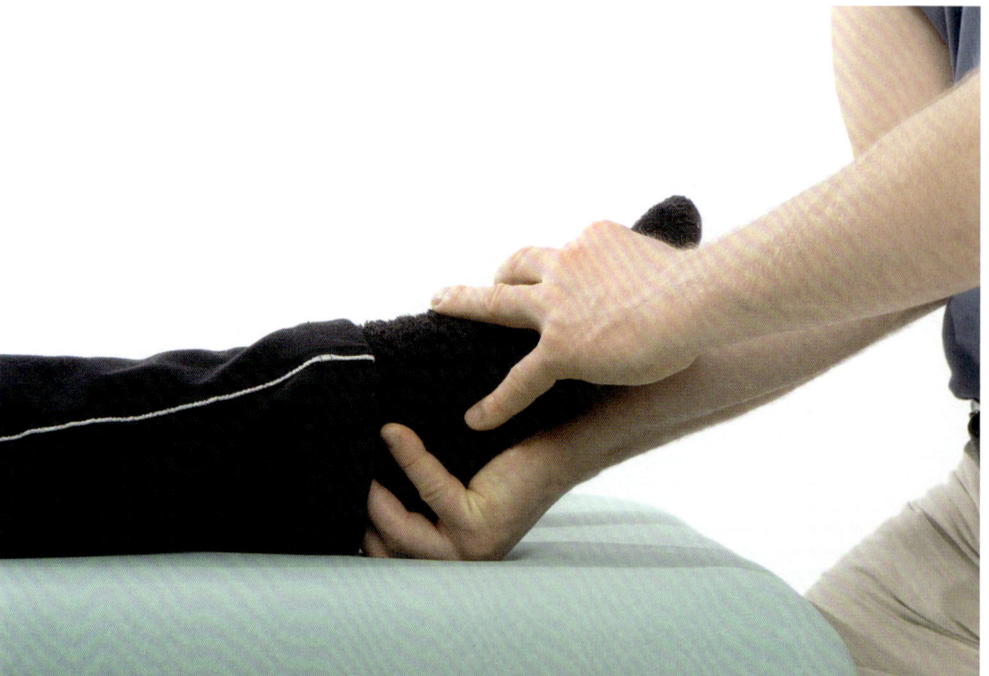

Abb. 8 Behandlung des Sprunggelenks

Allgemeines zur Behandlung der Wirbelsäule

Die Wirbelsäule ist bei der Dorn-Therapie der wichtigste Behandlungsbereich bzw. das wichtigste Tätigkeitsfeld. Nachdem die Beinlängendifferenz ausgeglichen wurde und der Patient spezifische Eigenübungen erhalten hat, geht der Therapeut zur Wirbelsäule über. Wenn genügend Zeit für die Behandlung der gesamten Wirbelsäule zur Verfügung steht, wird sie von unten nach oben durchbehandelt. Bei Zeitmangel können auch einzelne Wirbelsäulenabschnitte therapiert werden. Fast alle Zellen im menschlichen Körper erhalten Informationen aus den Gehirnarealen, dem Rückenmark und der Wirbelsäule. Daraus ergeben sich vielfältige Möglichkeiten zur Beeinflussung aller Gewebe und Strukturen über die Wirbelsäule – bei bestehenden Dysfunktionen auch im pathologischen Sinn.

Die Dorn-Therapie erfolgt an der Wirbelsäule primär über die Dornfortsätze. Zur weiteren Differenzierung können zusätzlich die Querfortsätze untersucht und behandelt werden. Auftreten können Rotations- und Lateralisationsdysfunktionen sowie Mischformen daraus. Diese werden über eine kombinierte Dorn-Therapie an Dorn- und Querfortsätzen behandelt. Besonders bedeutsam für Patienten mit chronischen Beschwerden an der Wirbelsäule sind die spezifischen Eigenübungen. Sie stellen eine große Stärke der Dorn-Therapie dar und sollten den Patienten immer mitgegeben werden.

Sakroiliakalgelenk

Untersuchung des Sakroiliakalgelenks

Zur Untersuchung des Sakroiliakalgelenks (SIG) stützt sich der Patient an einer Liege stehend ab, während der Therapeut hinter ihm steht. Der Therapeut ertastet zuerst die hinteren oberen Darmbeinstacheln (Spina iliaca posterior superior), vor denen ventral die Hauptanteile des SIG liegen, die von den Darmbeinen und dem Kreuzbein gebildet werden. Die Darmbeinstacheln findet man oft in der Nähe der »Grübchen« oder als Höckerchen im unteren Rückenbereich. Falls dies nicht möglich ist, lassen sich die Darmbeinstacheln finden, indem man mit den aufgelegten Daumen den Darmbeinkämmen seitlich beginnend nach hinten folgt. Die am weitesten nach hinten (dorsal) stehenden Knochenpunkte sind die hinteren oberen Darmbeinstacheln. Auf diese legt der Therapeut beide Daumen und vergleicht, ob eine Seite weiter vorne oder hinten liegt. In diesem Fall ist der weiter nach hinten verlagerte Darmbeinstachel der positive Befund und behandlungsbedürftig. Wenn ein Darmbeinstachel oder -kamm weiter oben oder unten als auf der anderen Seite positioniert ist, kann der Therapeut dies mitberücksichtigen, indem er bei der Behandlung der weiter nach hinten stehenden Seite durch schräges Drücken zugleich nach oben oder unten korrigiert. Wichtig ist dabei jedoch, dass immer nur auf der Seite gedrückt wird, auf der Darmbeinstachel oder -kamm weiter hinten steht.

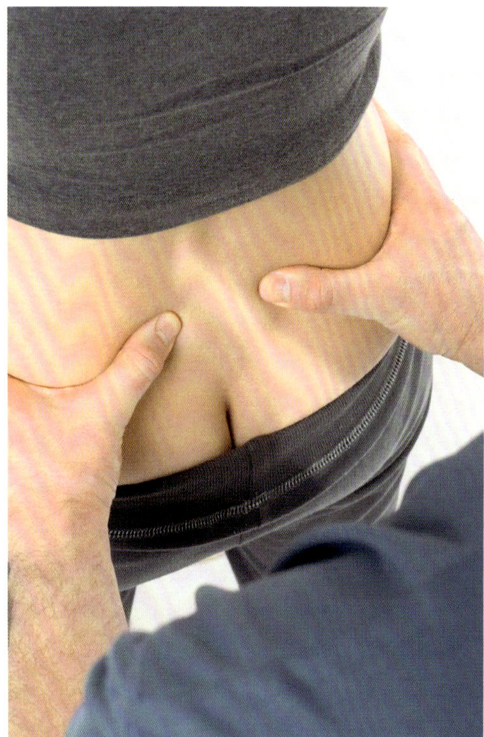

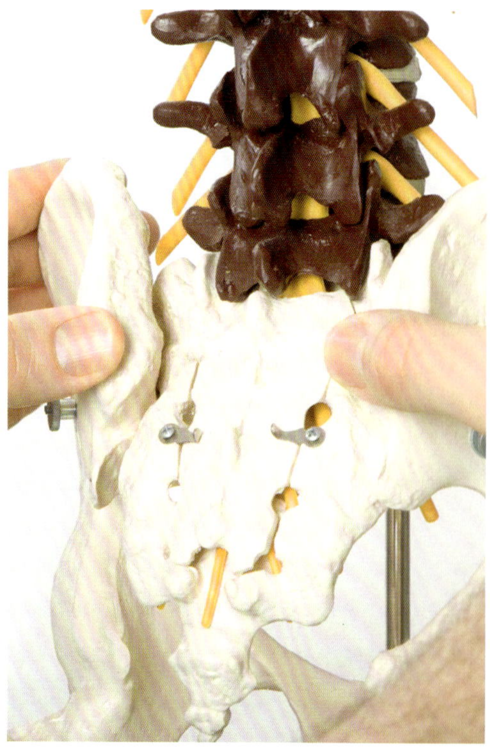

Abb. 9 Untersuchung des Sakroiliakalgelenks über die hinteren oberen Darmbeinstacheln

Behandlung des Sakroiliakalgelenks

Der Patient stützt sich an der Behandlungsliege ab und steht möglichst aufrecht, sodass der Therapeut den Knochen gut spüren kann. Der weiter nach hinten stehende Darmbeinstachel wird mit dem Beinpendeln nach vorne geschoben. Dieses Gelenk ist das einzige, das mit dem Rhythmus des Beinpendelns zusammengeschoben wird!

Um das rechte SIG zu behandeln, steht der Therapeut rechts neben dem Patienten und stützt ihn mit seiner rechten Hand ventral am linken Becken/Darmbein. Während er das linke Becken stabil hält und widerlagert, drückt er mit seinem linken Daumen oder linken

Faust von hinten nach vorne auf den rechten Darmbeinstachel. Dabei richtet sich der Therapeut nach dem Rhythmus, in dem der Patient sein linkes Bein pendelt. Er drückt nach vorne, während das Bein nach hinten schwingt. Ist das Darmbein zusätzlich nach oben oder unten verschoben, kann dies gleichzeitig korrigiert werden, indem der Druck mehr nach unten oder oben gerichtet wird. Alternativ zu Daumen oder Faust, kann man hier auch mit der flachen Hand arbeiten.

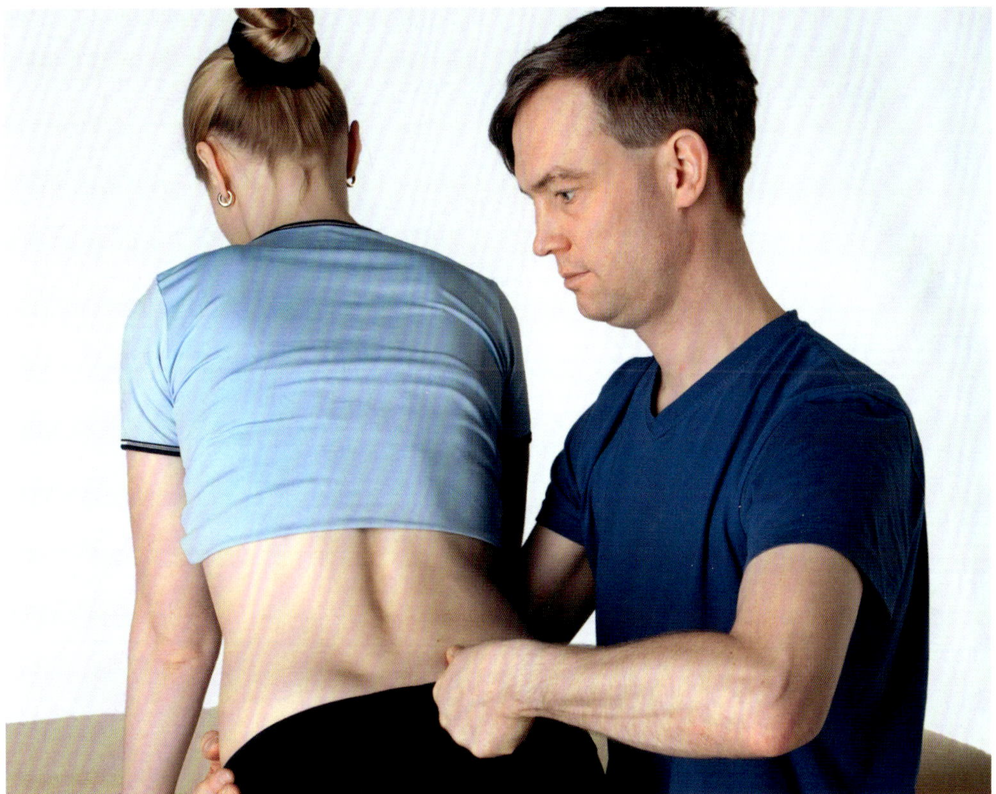

Abb. 10 Behandlung des Sakroiliakalgelenks

Eigenbehandlung des Sakroiliakalgelenks

Das rechte SIG wird in der Schwungperiode mit der rechten Faust behandelt. Der Patient hält sich mit der linken Hand fest. Während er das rechte Bein nach hinten schwingt, drückt er den rechten Darmbeinstachel von hinten nach vorne. Bei der Eigenbehandlung wird anders als bei der Behandlung durch den Therapeuten das gleichseitige Bein gependelt, da sich die Knochen des SIG beim Pendeln schon aufeinander zu bewegen und so das Zusammendrücken des Gelenks bei der Behandlung unterstützt wird.

Diese Übung wird den Patienten mitgegeben, bei denen die Behandlung des SIG die Beschwerden behoben oder verbessert hatte. Sie soll nur dann durchgeführt werden, wenn typische Symptome, wie z. B. Schmerzen in der Leiste, dem Gesäß oder den Beinen auftreten. Dieses Gelenk reagiert am deutlichsten auf unterschiedliche Beinlängen. Die regelmäßige Durchführung dieser Übung – auch bei akuten Schmerzen – ist bei diesen Patienten sehr wichtig. Bei Beschwerden ist sie dreimal täglich jeweils sechsmal hintereinander anzuwenden. Zudem kann sie prophylaktisch eingesetzt werden.

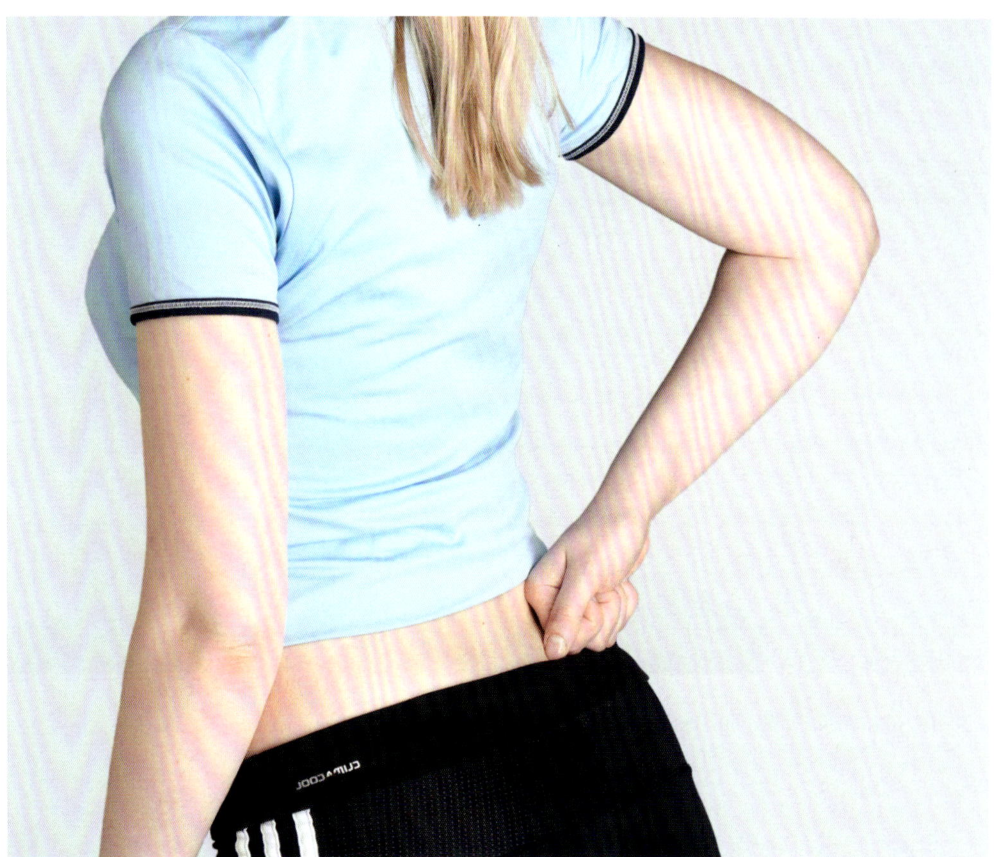

Abb. 11 Eigenbehandlung des Sakroiliakalgelenks

Kreuzbein

Untersuchung des Kreuzbeins

Zur Untersuchung des Kreuzbeins stützt sich der stehende Patient an einer Liege ab. Der Therapeut steht hinter ihm. Er tastet das Kreuzbein als gleichschenkliges Dreieck von den Darmbeinstacheln aus bis zum Beginn der Analfalte. Das Kreuzbein kann aus fünf einzelnen Kreuzbeinwirbeln bestehen, die zueinander rotatorisch dysfunktionell sein können und deswegen einzeln untersucht werden sollten. Manchmal sind sie auch zu einer Kreuzbeinplatte verschmolzen. Die Untersuchung erfolgt am seitlichen Kreuzbein auf den Querfortsätzen in der Ebene hinten-vorne. Wenn eine Seite weiter nach hinten steht als die andere, lässt dies auf eine Rotation der Wirbel schließen. Die weiter nach hinten positionierte Seite muss bei der Behandlung nach vorne geschoben werden.

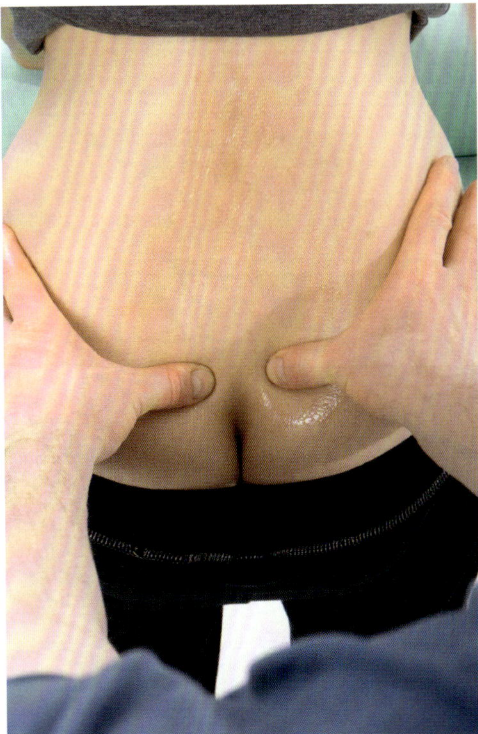
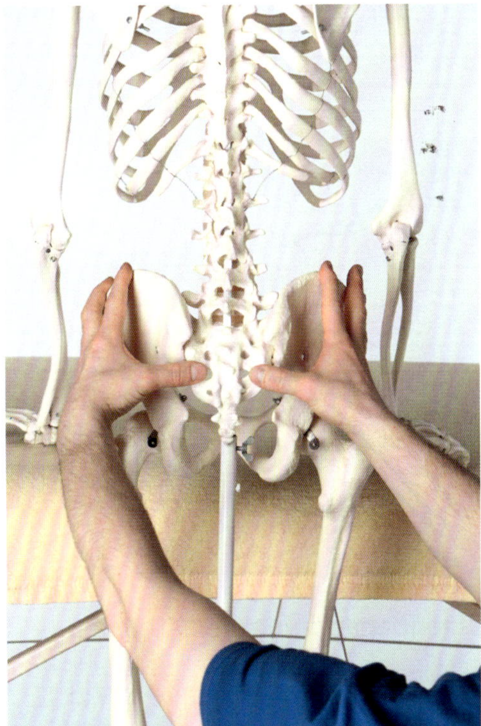

Abb. 12 Untersuchung des Kreuzbeins

Behandlung des Kreuzbeins

Dysfunktionelle Kreuzbeinwirbel werden über den weiter hinten (dorsal) stehenden Querfortsatz behandelt. Der Patient stützt sich an der Behandlungsliege ab und steht möglichst aufrecht, sodass der Therapeut den Knochen gut spüren kann. Bei einem auf der rechten Seite weiter nach hinten stehenden Kreuzbeinwirbel steht der Therapeut rechts neben dem Patienten und drückt mit dem linken Daumen von hinten nach vorne auf den rechten Querfortsatz. Während der Patient mit dem gegenüberliegenden Bein pendelt, stützt der Therapeut den Pateinten am rechten Becken. Er drückt mit seiner Ausatmung langsam an- und abschwellend während der Patient immer weiter pendelt.

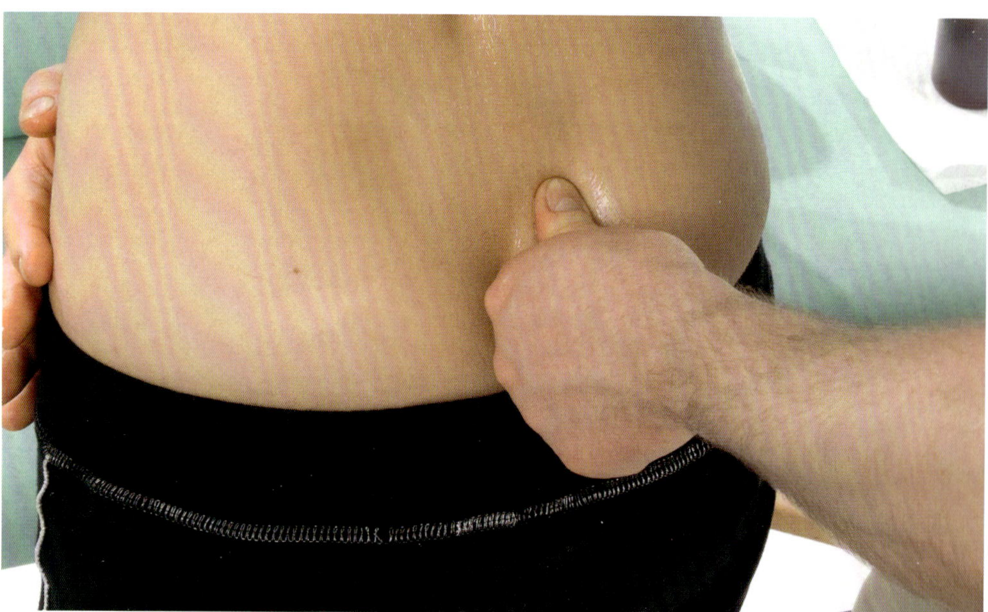

Abb. 13 Behandlung des Kreuzbeins

Eigenbehandlung des Kreuzbeins

Da sich das durch den Therapeuten gerichtete Kreuzbein normalerweise nicht wieder verschiebt, benötigt der Patient keine gezielte Eigenbehandlung für das Kreuzbein. Um den Therapieerfolg mittel- und langfristig zu stabilisieren, sollten die Patienten häufig die Übungen zur Beinlängenkorrektur durchführen. Durch sie wird das Becken als Basis der Wirbelsäule in eine seitengleiche Position gebracht bzw. darin gehalten.

Steißbein

Untersuchung des Steißbeins

Der Patient stützt sich an einer Liege stehend ab. Der Therapeut steht hinter ihm und tastet mit beiden Händen auf gleicher Höhe die Steißbeinwirbel ab, um die Tastergebnisse der Daumen auf beiden Seiten miteinander zu vergleichen.

Unter dem Kreuzbein liegt das Steißbein. Es kann nach rechts oder links seitlich oder – was deutlich seltener vorkommt – in der Ebene nach hinten oder vorne verschoben sein. Der Therapeut vergleicht mit den seitlich am Steißbein liegenden Daumen die Position.

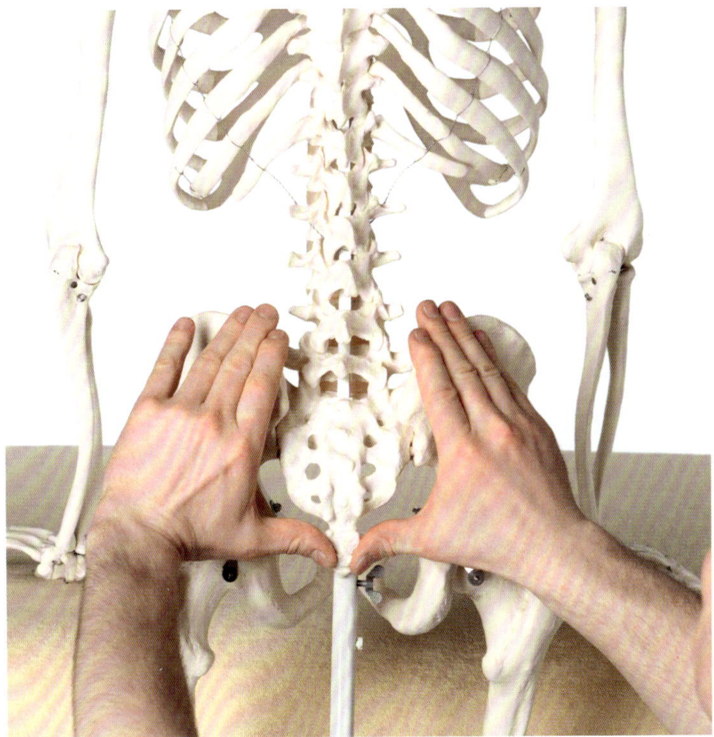

Abb. 14 Untersuchung des Steißbeins

Behandlung des Steißbeins

Das nach links verschobene Steißbein drückt der links stehende Therapeut mit seinem rechten Daumen, der seitlich links neben dem Steißbein liegt, nach rechts in die Mitte zurück im Rhythmus seiner Atmung langsam an- und abschwellend. Der Patient stützt sich an der Massagebank ab und steht möglichst aufrecht, sodass der Therapeut den Knochen gut spüren kann. Der Therapeut stützt den Patienten, der mit dem rechten Bein für die Dynamik pendelt.

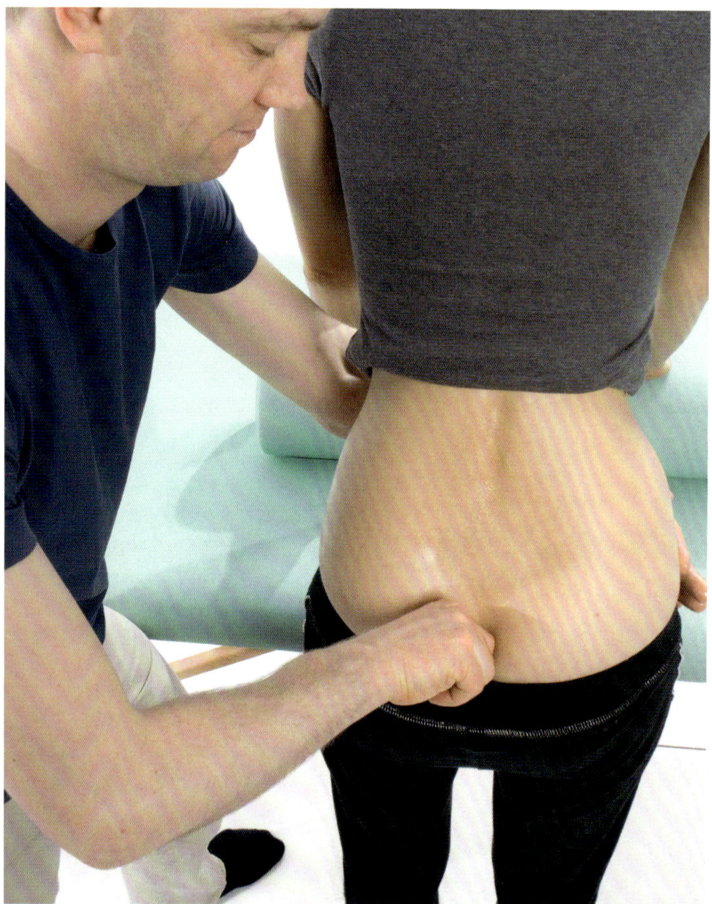

Abb. 15 Behandlung des Steißbeins

Lendenwirbelsäule und untere Brustwirbelsäule

Untersuchung der Lendenwirbelsäule und unteren Brustwirbelsäule

Der Patient stützt sich an einer Liege stehend ab. Der Therapeut steht hinter ihm. Die Lendenwirbelsäule und untere Brustwirbelsäule wird bis ungefähr Th9 an den Dornfortsätzen im Stand untersucht. Dabei ertastet der Therapeut, ob ein Dornfortsatz aus der Mitte heraus nach links oder rechts verschobenen ist.

Zur genaueren Differenzierung können die Querfortsätze von hinten nach vorne im Vergleich ertastet werden. Behandelt wird der weiter hinten stehende Querfortsatz. Dies ist vor allem dann angebracht, wenn trotz Korrektur an den Dornfortsätzen weiter Beschwerden bestehen oder der Patienten Symptome hat, obwohl die Dornfortsätze mittig stehen.

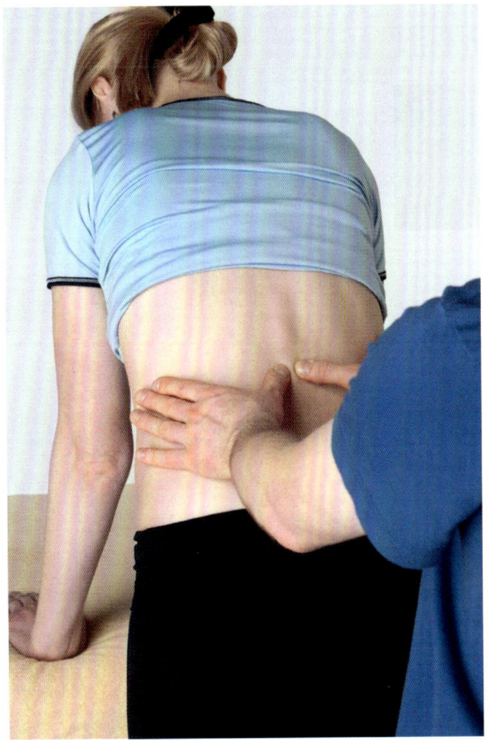

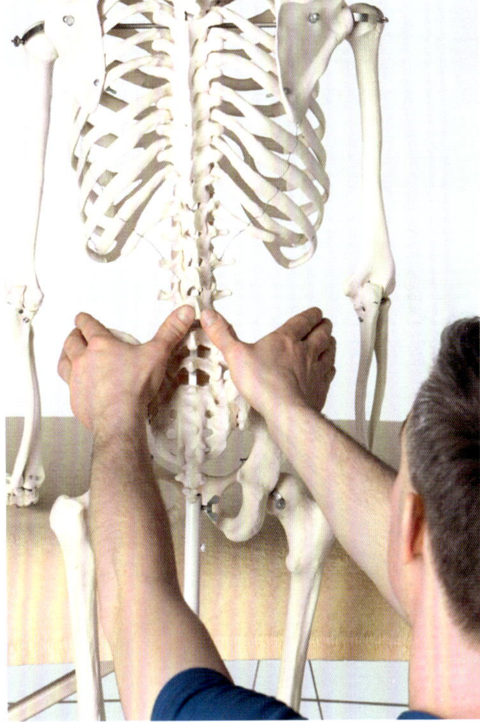

Abb. 16 Untersuchung der Lendenwirbelsäule am Dornfortsatz

Behandlung der Lendenwirbelsäule und unteren Brustwirbelsäule

Der Patient stützt sich an der Untersuchungsliege ab und steht möglichst aufrecht, sodass der Therapeut den Knochen gut spüren kann. Einen nach rechts verschobenen Dornfortsatz eines Lendenwirbels oder unteren Brustwirbels behandelt der Therapeut rechts neben dem Patienten stehend. Er stützt und widerlagert ihn am linken Beckenknochen mit der rechten Hand und Unterarm. Während der Patient mit dem linken Bein pendelt, drückt der Therapeut mit seiner eigenen Ausatmung langsam an- und abschwellend mit dem linken Daumen den Dornfortsatz in die Mitte. Der Daumen wird mit dem Dorn-Handgriff geschützt, bei dem die angewinkelten Finger den Daumen stützen. Der Daumen zeigt nach oben (kranial). Der Unterarm wird mit der Hand in 45° zur Rückenebene gehalten.

Zur Behandlung eines nach rechts hinten stehenden Querfortsatzes nehmen Therapeut und Patient die gleiche Haltung ein wie bei einem nach rechts verschobenen Dornfortsatz. Der Patient pendelt mit dem linken Bein. Der Therapeut drückt während seiner Ausatmung langsam an- und abschwellend mit dem linken Daumen den weiter hinten stehenden Querfortsatz nach vorne. Der Daumen wird mit dem Dorn-Handgriff geschützt, er zeigt auch hier nach oben. Anders als bei der Korrektur am Dornfortsatz wird der Unterarm mit der Hand hier in 90° zur Rückenebene gehalten.

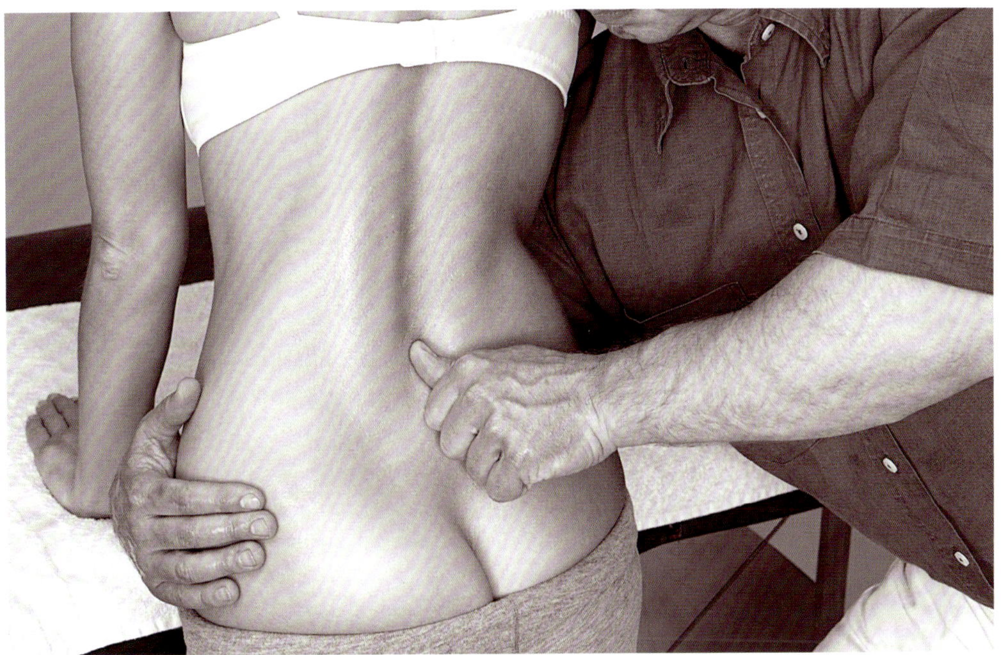

Abb. 17 Korrektur eines Lendenwirbels am Dornfortsatz

Eigenbehandlung der unteren Brustwirbelsäule

Die Eigenbehandlung der unteren Brustwirbelsäule (BWS) wird wie die mittlere und obere BWS an einer Kante von einem Türrahmen oder Schrank ausgeführt. Mit dem etwas rund gehaltenen Rücken drückt der Patient mehrere Dornfortsätze seitlich direkt gegen die Kante. Für einen rechts empfindlichen Dornfortsatz drückt er mit dem Körper nach rechts gegen die Kante, um den Dornfortsatz nach links zur Mitte zu bewegen. Während des Drückens kontrolliert er mit dem Atmen die Stärke des Drucks und mit den Armen pendelt er, um Dynamik in der Brustwirbelsäule zu erzeugen. Diese Behandlung sollte der Patient immer von beiden Seiten auf der Symptomhöhe ausführen, da eine Dysfunktion auf einer Seite auch zu Beschwerden auf der anderen Seite führen kann. Mit dieser Eigenübung kommt der Dornfortsatz nur bis zur Mittelposition, weil die benachbarten Dornfortsätze dort stehen und gemeinsam gedrückt werden. Bei Beschwerden sollte der Patient diese Übung maximal dreimal am Tag wiederholen und dabei jeweils 15 Sekunden lang drücken.

Mittlere und obere Brustwirbelsäule

Untersuchung der mittleren und oberen Brustwirbelsäule

Der Patient stützt sich auf beide Unterarme oder Ellenbogen an einer Liege sitzend ab. Der Therapeut steht hinter ihm und tastet die Wirbelsäule immer mit beiden Daumen auf gleicher Höhe ab und vergleicht den Tastbefund beider Seiten. Einerseits können die Dornfortsätze nach links oder rechts verschoben sein, andererseits können die Querfortsätze auf einer Seite weiter hinten stehen. Letzteres wird dann relevant, wenn trotz Korrektur am Dornfortsatz weiter Beschwerden bestehen oder wenn eine Untersuchung der Rippen folgen soll.

Soweit die Halswirbel von den Dornfortsätzen her gut zu spüren sind, werden sie ebenfalls auf diese Art diagnostiziert und behandelt. Meist gilt dies für den 7., eventuell auch für den 6. Halswirbel. Die Querfortsätze werden dabei nicht mituntersucht.

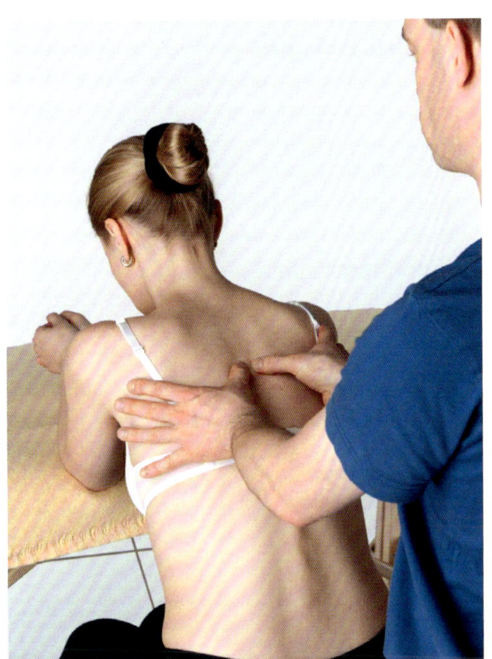
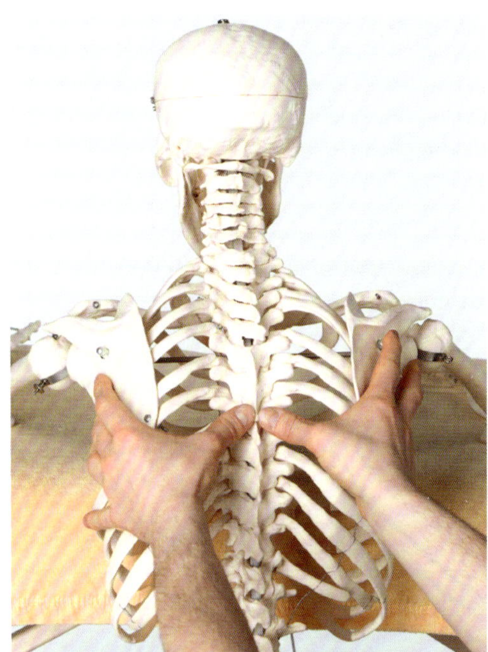

Abb. 18 Untersuchung der Brustwirbelsäule am Dornfortsatz

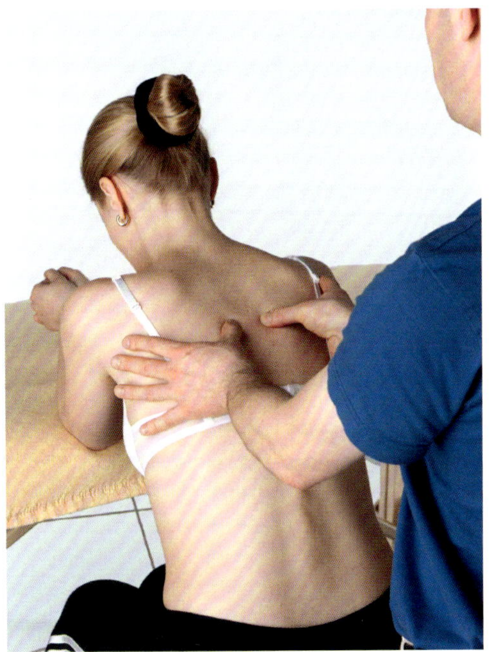
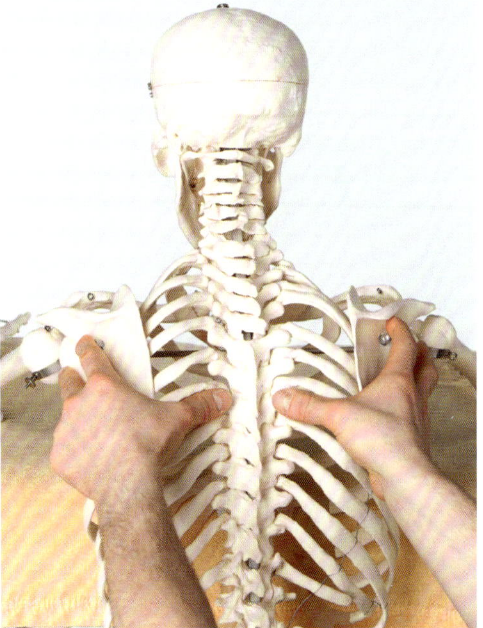

Abb. 19 Untersuchung der Brustwirbelsäule an den Querfortsätzen

Behandlung der mittleren und oberen Brustwirbelsäule

Der Patient richtet sich so weit wie möglich im Sitzen auf. Um einen nach links verschobenen Dornfortsatz mit seinem rechten Daumen in die Mitte zurückzuschieben, steht der Therapeut links neben dem Patienten. Um durch die Rumpfrotation die nötige Dynamik in der Wirbelsäule zu erzeugen, pendelt der Patient mit einem oder beiden Armen entgegengesetzt. Beidseitiges Pendeln hat dabei den Vorteil, dass es eine deutlichere Bewegung induziert. Der Therapeut behandelt während seiner Ausatmung mit einem langsam an- und abschwellenden Druck.

Der Therapeut stützt und widerlagert den Patienten mit seiner linken Hand an der rechten Schulter und am Brustbein. Dann schiebt er mit seinem rechten, nach oben (kranial) zeigenden Daumen im Winkel von 45° zur Rückenebene den Dornfortsatz in die Mitte zurück. Dabei schützt er seinen Daumen durch den Dorn-Handgriff.

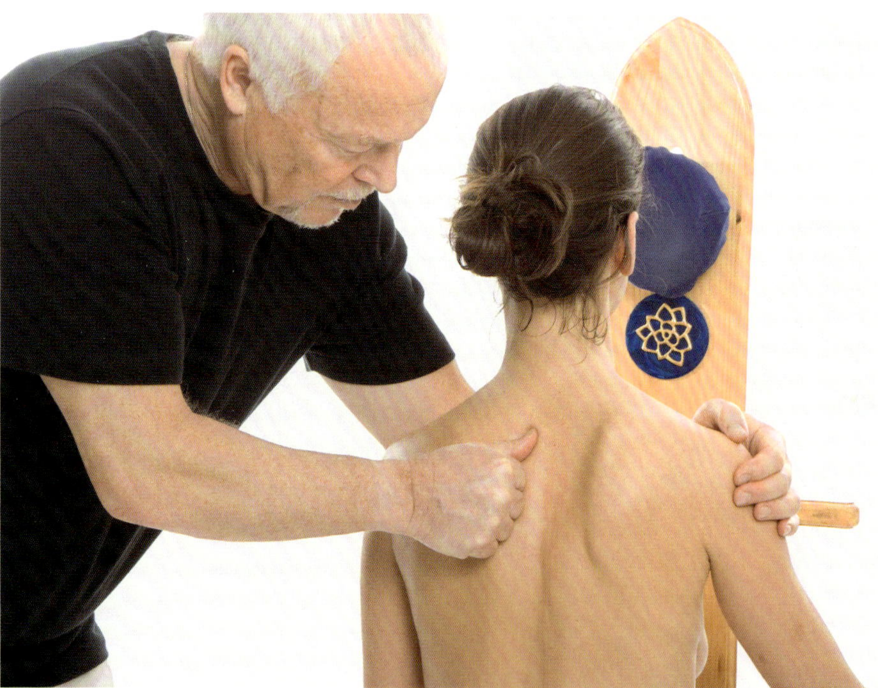

Abb. 20 Behandlung der Brustwirbelsäule am Dornfortsatz

Diese Methode eignet sich auch für die Korrektur des Dornfortsatzes des untersten Halswirbels. Dabei erzeugt der Patient die nötige Dynamik, indem er mit seinem Kopf selbstständig eine »Nein-Bewegung« durchführt. Der Therapeut behandelt wie für die Brustwirbelsäule beschrieben mit den Daumen an den Dornfortsätzen.

Bei einem nach links hinten stehenden Querfortsatz stehen Therapeut und Patienten wie bereits für einen nach links verschobenen Dornfortsatz beschrieben. Allerdings drückt der rechte Daumen dabei senkrecht, d. h. im Winkel von 90° zur Rückenebene auf den Querfortsatz, um ihn nach vorne zu schieben.

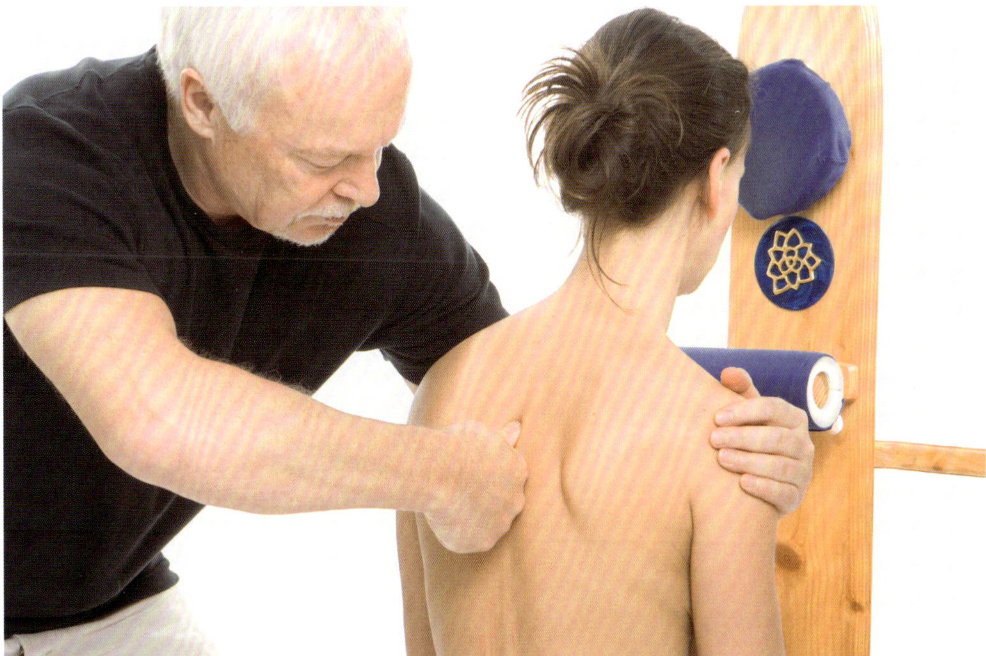

Abb. 21 Behandlung am Querfortsatz

Eigenbehandlung der mittleren und oberen Brustwirbelsäule

Die Eigenbehandlung der mittleren und oberen Brustwirbelsäule wird wie bei der unteren Brustwirbelsäule an einer Tür- oder Schrankkante durchgeführt.

Halswirbelsäule

Dieter Dorn selbst kannte bereits verschiedene Varianten zur Behandlung der Halswirbelsäule:

- die gezielte Korrektur einzelner Wirbel mit den Fingern,
- die gleichzeitige Korrektur von Asymmetrien an Dorn- und Querfortsätzen über die »anatomische Rille« im Nackenbereich – gemeint ist der Bereich zwischen Dorn- und Querfortsätzen in Richtung Wirbelbogen (Arcus vertebrae) – und
- den sogenannten »Schmusegriff«, bei dem der Therapeut seinen Unterarm in 45° zur Rückenebene an den Nacken und Halswirbelsäule hält.

Da nur mit der ersten Variante alle Dorn- und Querfortsätze einzeln präzise und differenziert wahrgenommen und behandelt werden können, wird im Folgenden nur diese ausführlich dargestellt.

Untersuchung der Halswirbelsäule

Die Untersuchung der Halswirbelsäule erfolgt in drei Schritten, um die verschiedenen möglichen Dysfunktionen ertasten und behandeln zu können. Dies sind der »Petersilien-Griff«, der »U-Griff« und der »seitlicher Verschiebungs-Griff« oder »Lateralisations-Griff«.

Die Halswirbel sind häufig in der Rotationsbewegung eingeschränkt. Seltener sind seitliche Verschiebungen, meist Mischformen. Während der Untersuchung sitzt der Patient. Der Therapeut sollte beim Untersuchen die Standseite neben dem Patienten immer wieder wechseln, vor allem dann, wenn er sich beim ertasteten Ergebnis unsicher ist. Daher sollte der Therapeut von beiden Seiten tasten und behandeln können. Die Griffe werden jeweils von einer Seite beschrieben. Für die andere gilt spiegelbildlich das Gleiche.

»Petersilien-Griff«

Dieser Griff eignet sich vereinfacht gesagt für die Untersuchung auf grobe Rotationdysfunktionen.

Der Therapeut spürt die Dornfortsätze vom 7. bis zum 2. Halswirbel hoch. Der Atlas ist an seinem Tuberculum posterius mit diesem Griff nicht tastbar.

Der Therapeut steht auf der rechten Seite des Patienten. Der Kopf des Patienten liegt so entspannt wie möglich und nach vorn gebeugt mit der Stirn in der rechten Hand des Therapeuten. Falls das Ablegen nicht möglich ist, sollte der Patient mit der Stirn leicht in die Hand nach unten drücken. Dank dieser antagonistischen Hemmung kann der Therapeut besser die Wirbel durch die Nackenmuskulatur ertasten. Der Patient bewegt den Kopf unterstützt durch den Therapeuten in einer »Nein-Bewegung«. Der Therapeut tastet mit der linken Hand in der Rille zwischen Dorn- und Querfortsätzen in einer »Petersilie ausstreuenden Haltung der Finger«. Dabei gleitet er von der oberen Brustwirbelsäule die Mitte nehmend bis zum 2. Halswirbel hoch. Ein positiver Befund ist ein auf einer Seite deutlicher zu spürender Dornfortsatz. Zu dieser Seite ist er positionsblockiert. Die Dornfortsätze des 3., manchmal auch des 4. Halswirbels können teilweise sehr klein und fast nicht tastbar sein.

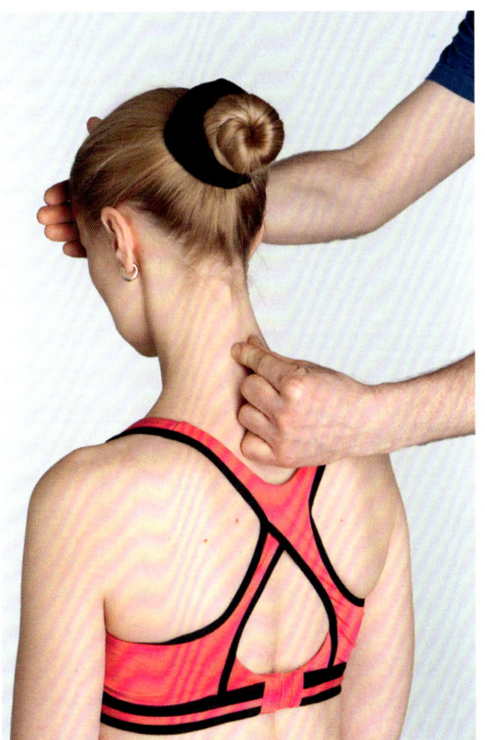

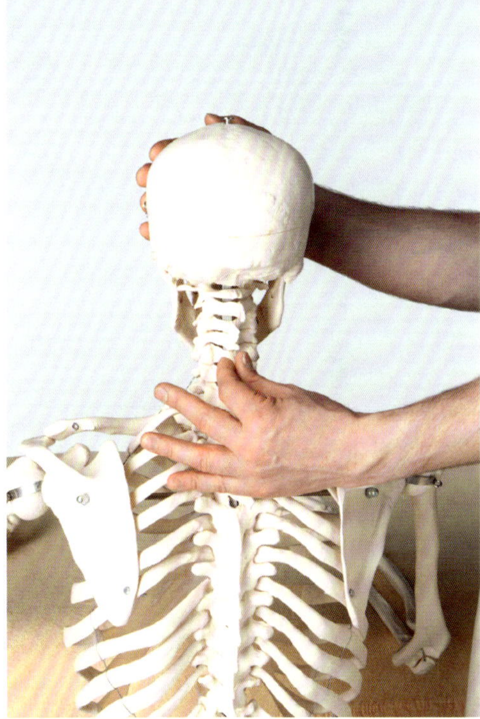

Abb. 22 Untersuchung der Halswirbelsäule mit dem »Petersilien-Griff«

»U-Griff«

Der U-Griff dient vor allem dem Auffinden feiner Dysfunktionen in der Rotation. Der Therapeut tastet vom 1. bis zum 4. oder 5. Halswirbel die Querfortsätze von hinten (dorsal) nach vorne (ventral) ab. Dabei steht er auf der rechten Seite des Patienten. Der Kopf des Patienten liegt mit der Stirn in der rechten Hand des Therapeuten. Der Kopf wird beim Tasten nicht bewegt! Die linke Hand mit Daumen und Zeige- oder Mittelfinger in U-Form tastet von hinten kommend die Querfortsätze. Der Therapeut schiebt Muskulatur und Bindegewebe nach hinten innen, sodass sie zwischen Finger und Daumen liegen. So kann er unterschiedlich weit nach hinten stehende Querfortsätze im Seitenvergleich wahrnehmen. Ein positiver Befund ist ein nach hinten stehender Querfortsatz.

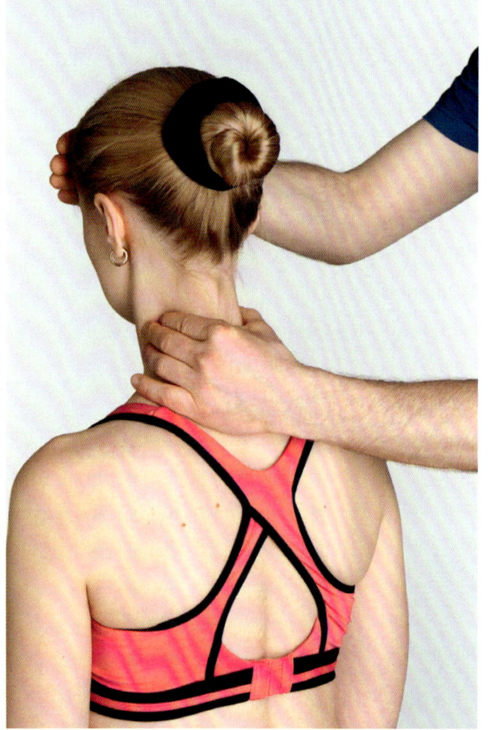

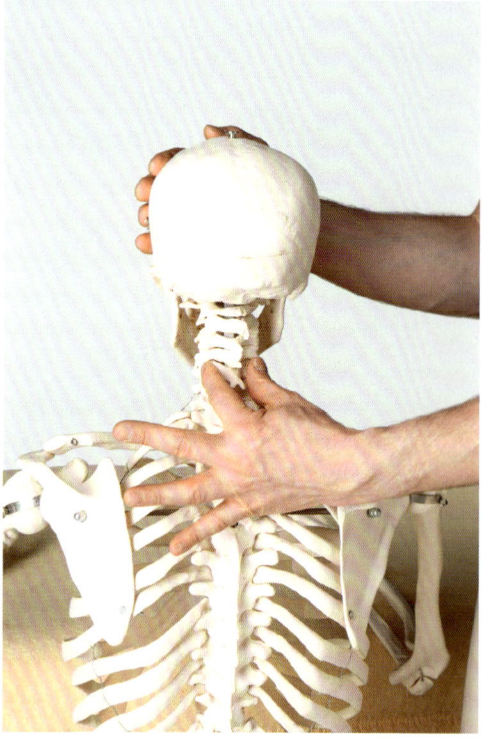

Abb. 23 Untersuchung der Halswirbelsäule mit dem »U-Griff«

»Seitlicher Verschiebungs-Griff« oder »Lateralisations-Griff«

Für die Untersuchung von seitlichen Verschiebungen steht der Therapeut hinter dem Patienten und ertastet so den 1. bis meist zum 4. manchmal bis zum 5. Halswirbel von der Seite her. Weiter unten sind die Wirbel sehr schwer zu ertasten.

Der Patient hält selbstständig seinen Kopf aufrecht in der Nullstellung und der Therapeut tastet die Querfortsätze der Halswirbel von der Seite zur Mitte hin mit den Fingerbeeren. Die Fingerbeeren beider Hände liegen immer auf gleicher Höhe. Der Therapeut beginnt beim Tasten mit dem ersten Wirbel (Atlas) direkt unter den Ohren und zwischen dem Unterkiefer und dem Schädel (Processus mastoideus). Danach muss er einen Schritt über den Muskelsehnenstrang (M. sternocleidomastoideus) nach hinten (dorsal) tasten und spürt von der Seite her direkt unter dem Schädel den Querfortsatz des 2. Halswirbels. Von diesem Punkt tastet er senkrecht nach unten (kaudal) die folgenden Querfortsätze. Ein positiver Befund ist ein auf einer Seite deutlicher zu spürender Querfortsatz.

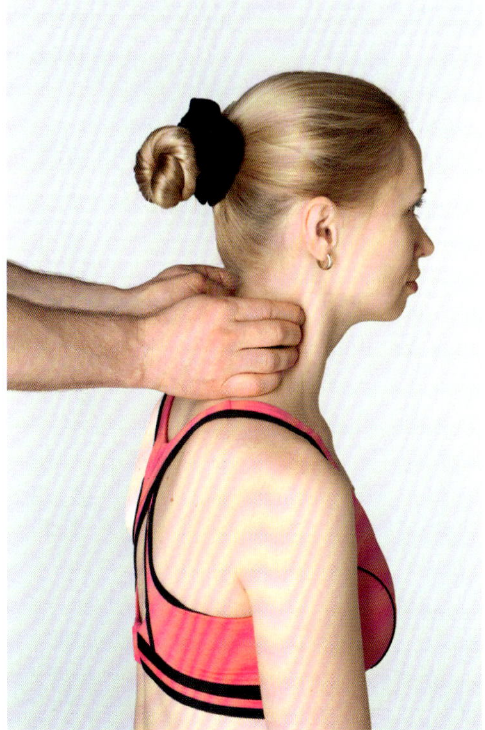

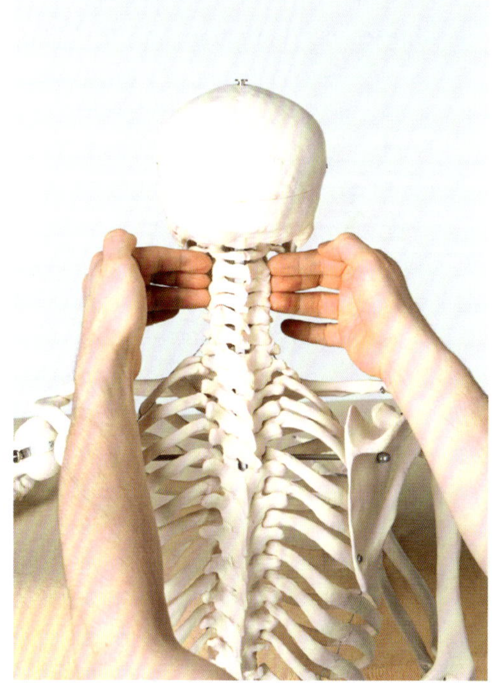

Abb. 24 Untersuchung der Halswirbelsäule mit dem »Lateralisations-Griff«

Behandlung der Halswirbelsäule

Die Halswirbelsäule sollte der Therapeut immer mit der Ausatmung des Patienten und deutlich feinfühliger als die Brust- und Lendenwirbelsäule behandeln, da dieser Bereich druckempfindlicher ist. Die Knochen, Bindegewebe und Muskeln sind kleiner als an der Brust- und Lendenwirbelsäule und so drückt der Therapeut stets mehrere Strukturen auf einmal. Die Behandlung erfolgt direkt nach der Untersuchung jedes einzelnen Griffs.

»Petersilien-Griff«

Wegen der Schmerzempfindlichkeit der meisten Patienten in diesem Bereich agiert der Therapeut entweder mit dem Zeige- oder Mittelfinger und nicht mit dem weniger feinfühligen Daumen. Lediglich der unterste Halswirbel darf wie die Brustwirbelsäule mit dem Daumen korrigiert werden. Die Halswirbelsäule hält der Patient möglichst aufrecht.

Für die Behandlung eines nach links verschobenen Dornfortsatzes steht der Therapeut rechts neben dem Patienten. Seine linke Hand liegt als Widerlager auf dem Schulter-Nacken-Bereich des Patienten. In 45°-Stellung seines Mittel- oder Zeigefingers zum Hals zieht er den verschobenen Dornfortsatz von links zu sich hin und damit wieder in die Mittelposition zurück. Die rechte Hand des Therapeuten liegt an der Stirn und unterstützt die »Nein-Bewegung« des Patienten. Der Patient bewegt aktiv seinen Kopf, wie es ihm angenehm ist.

Der Dornfortsatz des 7. und eventuell auch des 6. Halswirbels kann auch unter Drehung des Kopfs (»Nein-Bewegung«) mit der Grifftechnik zur Behandlung der oberen Brustwirbelsäule (→ S. 48) behandelt werden.

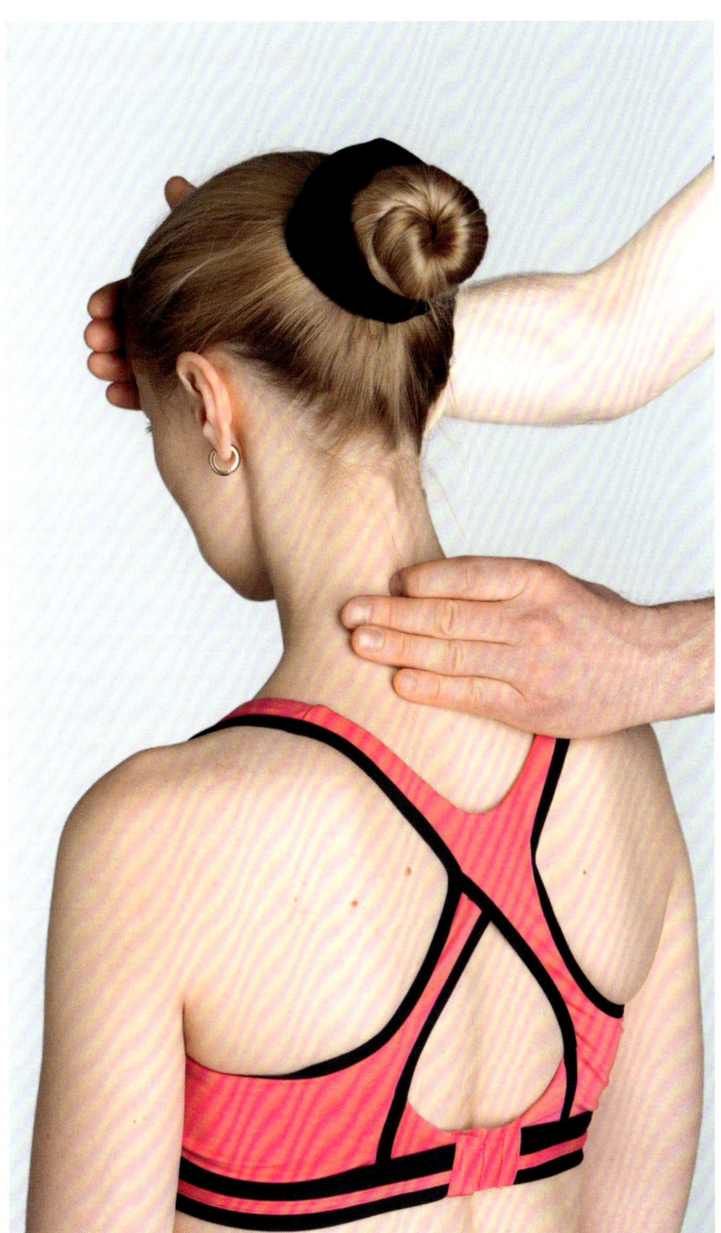

Abb. 25 Behandlung der Halswirbelsäule mit dem »Petersilien-Griff«

»U-Griff«

Wie beim »Petersilien-Griff« wird die Behandlung im »U-Griff« wegen ihres, im Vergleich zum Daumen, feineren Tastempfindens mit dem Zeige- oder Mittelfinger durchgeführt. Für die Behandlung eines links weiter hinten stehenden Querfortsatzes steht der Therapeut rechts neben dem Patienten, der seine Halswirbelsäule aufrecht hält. In dieser Haltung ist die Muskulatur am entspanntesten und der Therapeut gelangt einfacher und mit weniger Druck an die Querfortsätze. Nun drückt der Therapeut mit seinem linken Zeige- oder Mittelfinger den links nach hinten stehenden Querfortsatz von hinten (dorsal) nach vorne (ventral). Zugleich unterstützt er mit seiner rechten Hand an der Stirn des Patienten die aktive »Nein-Bewegung«, die der Patient so weit mit seinem Kopf ausführt, wie es für ihn angenehm ist.

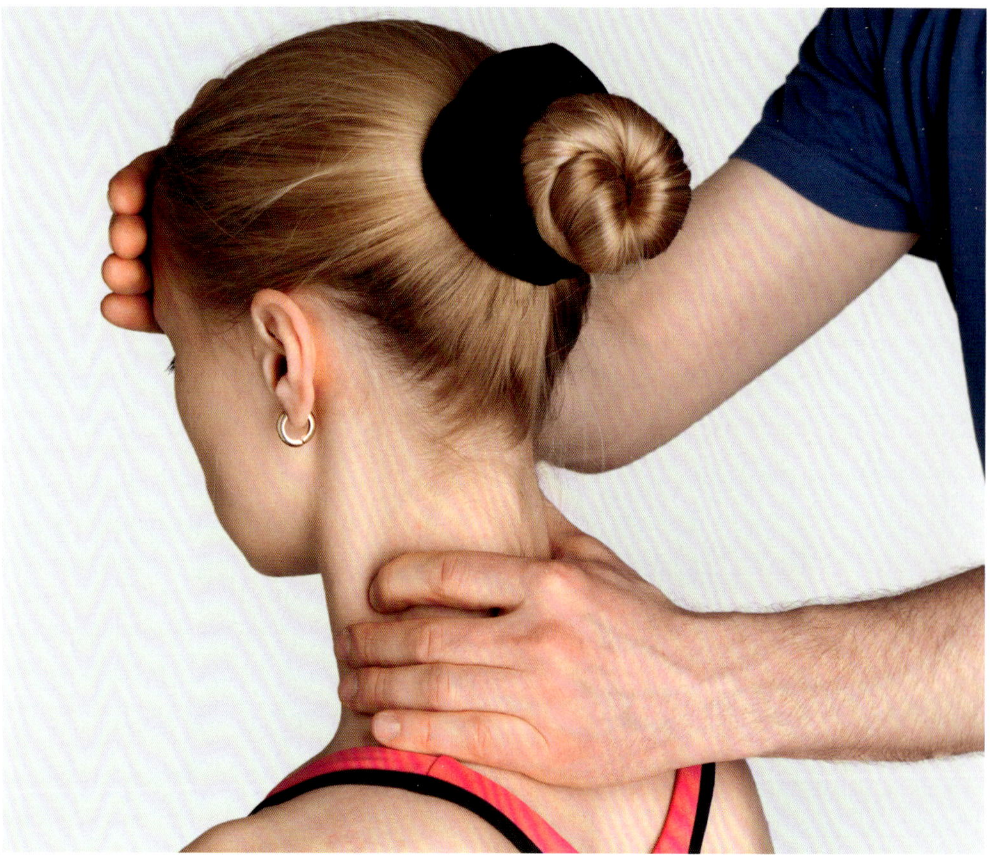

Abb. 26 Behandlung der Halswirbelsäule mit dem »U-Griff«

»Seitlicher Verschiebungs-Griff« oder »Lateralisations-Griff«

Bei der Behandlung eines nach links seitlich verschobenen Wirbels steht der Therapeut auf der rechten Seite des mit aufrechter Halswirbelsäule sitzenden Patienten. Nun zieht der Therapeut den verschobenen Wirbel mit seinem linken Zeige- oder Mittelfinger über den linken Querfortsatz von links nach rechts in die Mitte zurück.

Gleichzeitig unterstützt er mit seiner rechten Hand an der Stirn des Patienten dessen aktive »Nein-Bewegung«.

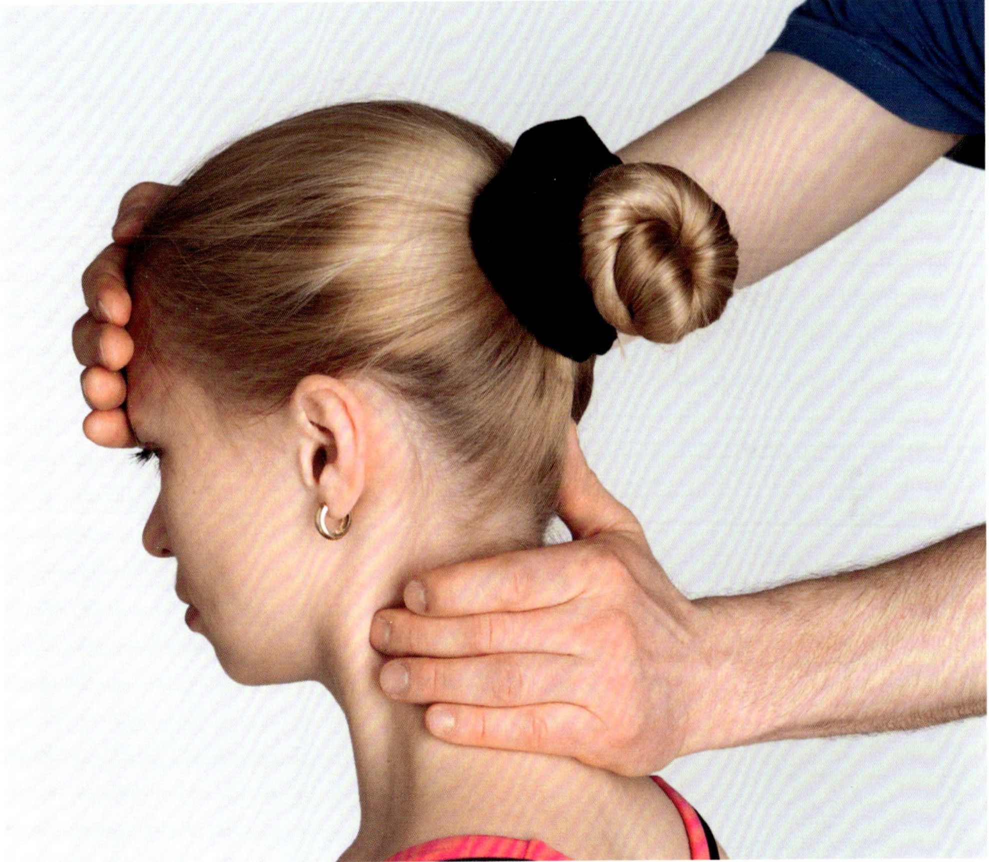

Abb. 27 Behandlung der Halswirbelsäule mit dem »Lateralisations-Griff«

Behandlung des Atlas

Der 1. Halswirbel (Atlas) ist ein flacher »Gelenkwirbel«, der von dem Zahn des 2. Halswirbels und dem Hinterhaupt gehalten wird. Untersucht wird er mit dem »U-Griff« (→ S. 56) und dem »Lateralisations-Griff« (→ S. 53). Ein nach hinten (dorsal) stehender Querfortsatz und ein seitlich verschobener, dysfunktioneller Atlas werden mit dem »Atlas-Spezial-Behandlungsgriff« korrigiert. Dabei wird gleichzeitig etwas Platz geschaffen und behandelt.

Zur Behandlung eines nach links seitlich verschobenen oder verdrehten 1. Halswirbels steht der Therapeut rechts neben dem aufrecht sitzenden Patienten. Seine rechte Handfläche hält er unter dem Kinn oder an der Stirn des Patienten. Sein linker Daumen und Zeigefinger liegen flächig am Hinterhaupt (Okziput) des Patienten und unterstützen die »Nein-Bewegung« des Patienten.

Bei einem rotatorisch verschobenen, dysfunktionellen Atlas drückt der Therapeut mit dem linken Mittelfinger langsam an- und abschwellend von hinten direkt unter dem Hinterhaupt auf den Querfortsatz nach vorne (▶ Abb. 28). Bei einem seitlich verschobenen Atlas drückt er mit dem linken Mittelfinger von der Seite unter dem Ohr zwischen Unterkiefer und Processus mastoideus (Warzenfortsatz) auf den Querfortsatz und schiebt ihn Richtung Mitte (▶ Abb. 29). Unabhängig davon, ob der Atlas seitlich oder rotatorisch verschoben ist, hebt der Therapeut beim Atlas-Spezial-Griff den Kopf des Patienten mit 200–400 Gramm nach oben. Mit der Ausatmung des Patienten drückt der Therapeut mit einem langsam an- und abschwellenden sanften Druck. Der Patient rotiert gleichmäßig aktiv seinen Kopf, wobei er Geschwindigkeit und Bewegungsweite so wählt, dass es für ihn angenehm ist.

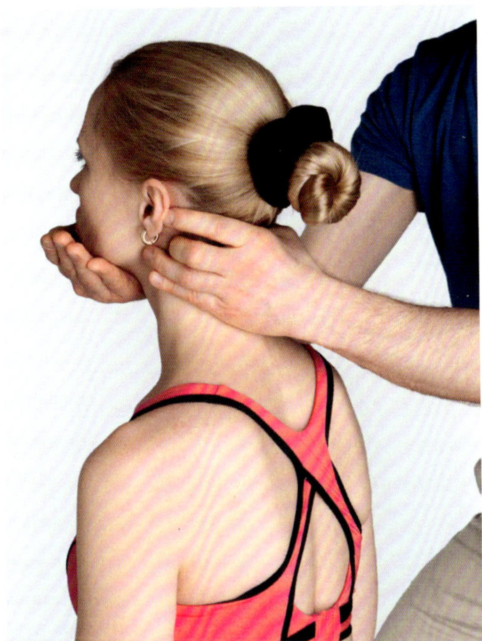

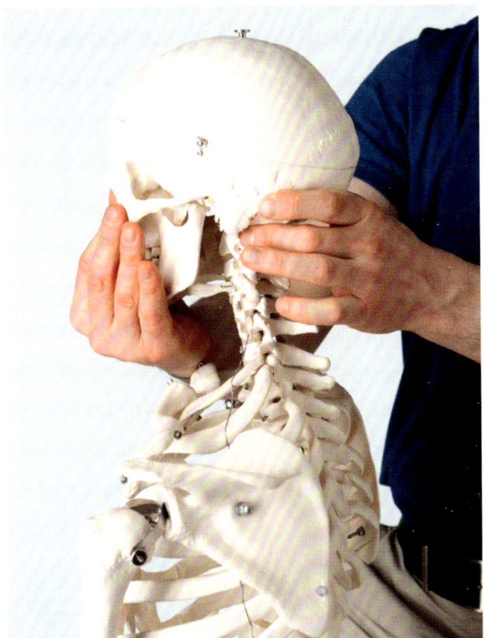

Abb. 28 Behandlung des Atlas bei linksseitig nach hinten stehendem Querfortsatz

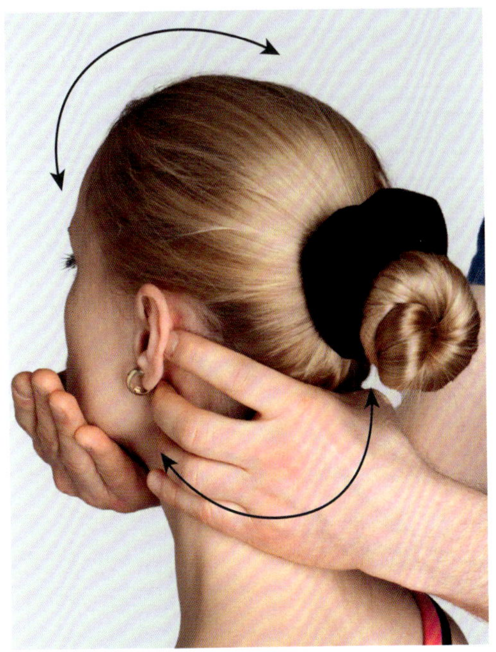

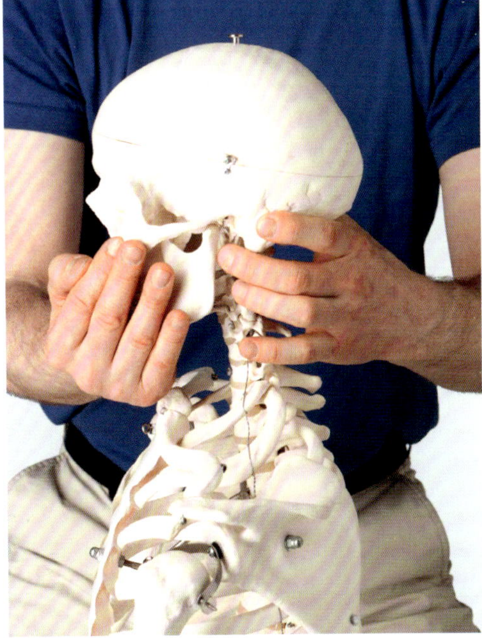

Abb. 29 Behandlung eines nach links verschobenen Atlas

Eigenbehandlung der Halswirbelsäule

Diese häufig angezeigte Übung führt der Patient mit beiden Zeige- bis Ringfingern oder mit jeweils vier Fingern (ohne Daumen) aus. In der Rille zwischen Dorn- und Querfortsätzen direkt unter dem Hinterhaupt beginnend findet er den 1. bis 7. Halswirbel. Als Einstieg eignet sich am besten die hintere Seite des Processus mastoideus, von der aus die Finger senkrecht hinuntergleiten. Der Patient kann über drei oder vier Positionen hinuntergleiten und in jeder Position jeweils 15 Sekunden lang drücken. Er drückt beidseitig nach vorne und in die Mitte, also in Richtung Kinnspitze oder Kehlkopf. Dabei rotiert der Patient gleichmäßig aktiv seinen Kopf in einer für ihn angenehmen Geschwindigkeit und Bewegungsweite. Er sollte so stark drücken, dass es für ihn noch akzeptabel und nicht zu schmerzhaft ist. Der Querfortsatz, der weiter hinten positioniert ist, erhält so mehr Druckreize als der auf der anderen Seite und wird somit ausgeglichen.

Dank dieser Übung sollten die Symptome nach ein paar Malen verschwinden oder sich zumindest deutlich bessern. Ist dies nicht der Fall, sollte der Patient die gesamte Halswirbelsäule behandeln oder nochmals vom Therapeuten behandeln lassen. Diese Übung kann prophylaktisch oder bei Beschwerden genutzt werden. Im letzten Fall sollte sie dreimal täglich durchgeführt werden.

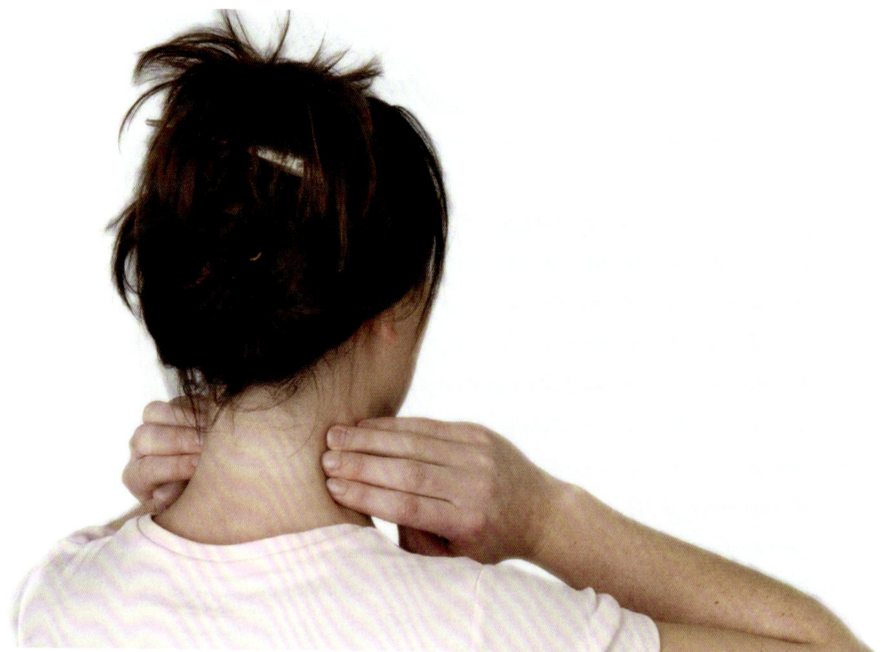

Abb. 30 Eigenbehandlung der Halswirbelsäule

Kiefergelenk

Das Kiefergelenk (Kraniomandibular-Gelenk) ist ein Roll-Gleit-Gelenk mit einem Discus intraarticularis.

Untersuchung des Kiefergelenks

Der Therapeut steht hinter dem sitzenden Patienten und spürt bei langsamen Öffnen und Schließen des Mundes beidseitig die Funktion und Position der Unterkieferknochen in den Kiefergelenken. Mit dem Mittel- und Zeigefinger vor dem Knorpel vor der Ohröffnung (Tragus) des Patienten ertastet er gelenknah den Unterkiefer. Ein Unterkiefer, der sich beim Öffnen des Munds auf einer Seite früher nach vorne bewegt als auf der anderen Seite ist ebenso ein positiver Befund wie ein auf einer Seite deutlicheres seitliches Herausgleiten des Unterkiefers.

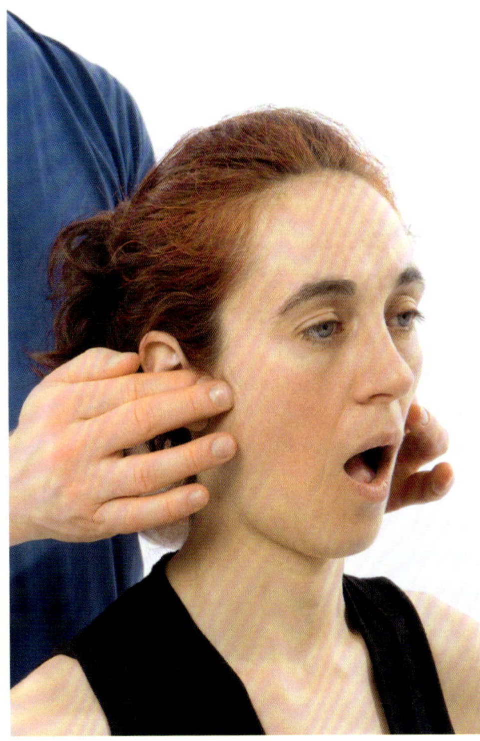

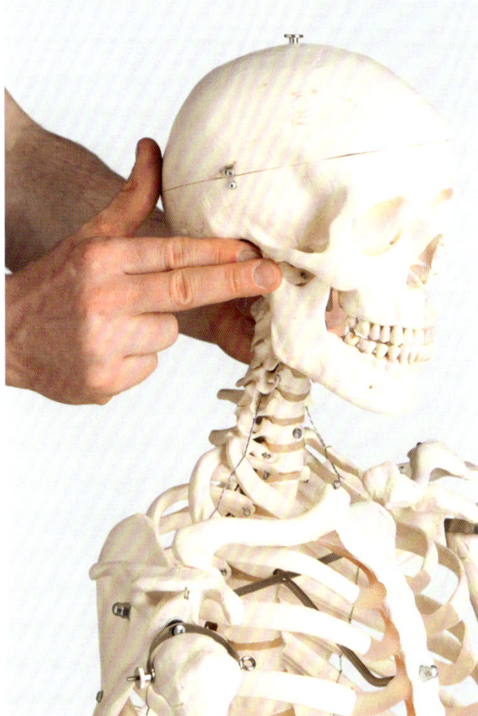

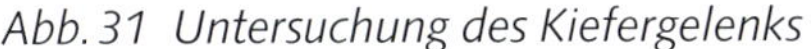

Abb. 31 Untersuchung des Kiefergelenks

Behandlung des Kiefergelenks

Der Therapeut steht hinter dem Patienten und behandelt beide Gelenke gleichzeitig, so erhält er immer den Seitenvergleich. Bei der Behandlung gibt der Therapeut Druck mit seinen Fingerbeeren unter dem Unterkieferwinkel nach oben (kranial) in das Gelenk hinein, während der Patient den geöffneten Mund langsam schließt. Zusätzlich drückt der Therapeut mit seinen beiden Daumen mit Gefühl von seitlich vorne am Unterkiefer gelenknah nach hinten innen, um die positiven Befunde bei der Unterkieferbewegung seitlich und vorne auszugleichen.

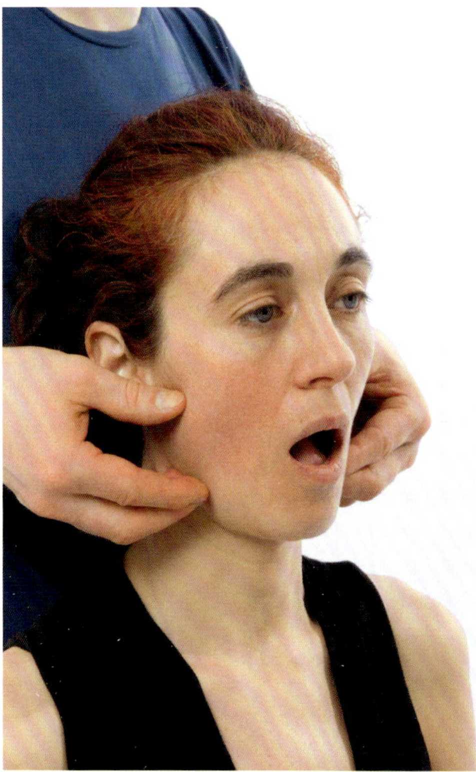

Abb. 32 Behandlung des Kiefergelenks

Eigenbehandlung des Kiefergelenks

Diese Übung sollte der Patient mehrmals täglich je dreimal hintereinander zur Prophylaxe wiederholen, damit die funktionelle Stabilität des Gelenks verbessert wird. Mit dem Daumengrundballen wird unter dem Kieferwinkel nach hinten oben in das Gelenk gedrückt, während der offene Mund langsam geschlossen wird. Gleichzeitig wird mit dem Mittel- und Ringfinger von vorne außen nach hinten innen gelenknah auf den Unterkiefer gedrückt, um seitliche Verschiebungen und unterschiedlich schnelles nach hinten Bewegen des Unterkiefers auszugleichen.

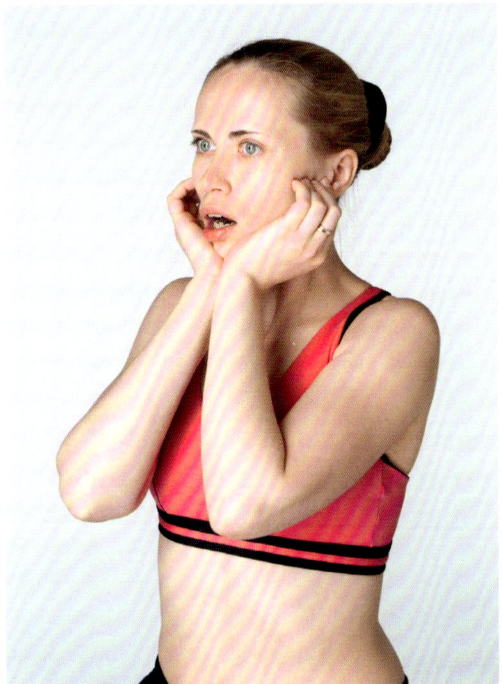

Abb. 33 Eigenbehandlung des Kiefergelenks

Rippen-Brustwirbel-Gelenke

Das Rippen-Brustwirbel-Gelenk besteht aus zwei Gelenken: dem Kostovertebral-Gelenk und dem Costo-transversal-Gelenk. Einige Dorn-Therapeuten behandeln wie schon Dieter Dorn die Rippen zusammen mit den Querfortsätzen und meist auch mehrere auf einmal mit einem gestreckten Zeigefinger längs oder mit der Handfläche. Allerdings können die Querfortsätze (Caput transversae) und die Rippen wie im Folgenden beschrieben auch einzeln untersucht und behandelt werden. Zur Untersuchung und Behandlung der untersten Rippen-Brustwirbel-Gelenke steht der Patient, bei den mittleren und oberen sitzt er.

Untersuchung der Rippen-Brustwirbel-Gelenke

Der Therapeut steht hinter dem Patienten und tastet beidseitig seitlich neben den Querfortsätzen gelenknah die Rippen. Ein positiver Befund ist eine auf einer Seite weiter hinten stehende Rippe. Auch der Patient kann einen Unterschied rechts zu links spüren. Da der Therapeut durch den Muskelbauch die Rippen ertasten muss, ist es wichtig, dem großen Rückenstrecker beim Ertasten etwas Zeit zum Entspannen zu geben.

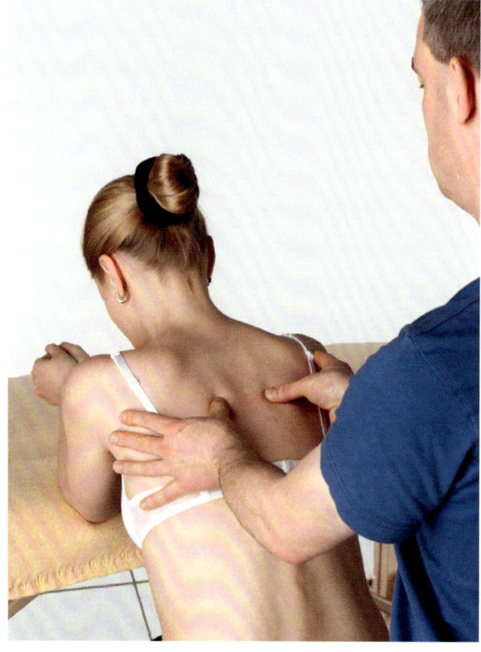

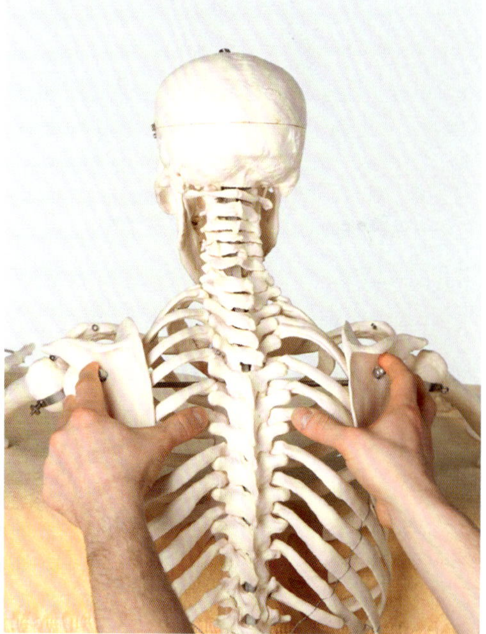

Abb. 34 Untersuchung der Rippen-Brustwirbel-Gelenke

Behandlung der Rippen-Brustwirbel-Gelenke

Je nach Höhe des betroffenen Gelenks steht oder sitzt der Patient. Bei der Behandlung einer links weiter nach hinten stehenden Rippe steht der Therapeut links neben dem Patienten. Mit dem rechten Daumen drückt er von hinten nach vorne gelenknah auf die Rippe. Bei der Ausatmung des Patienten wird langsam an- und wieder abschwellend gedrückt. Die Bewegung der Rippe durch die Atmung wird im Stehen durch Pendeln des rechten Beins und im Sitzen durch Pendeln mit dem rechten Arm oder beiden Armen verstärkt. Mit der linken Hand stützt und widerlagert der Therapeut den Patienten: im Sitzen an der rechten Schulter und am Brustbein, im Stehen am rechten Beckenknochen/Darmbein.

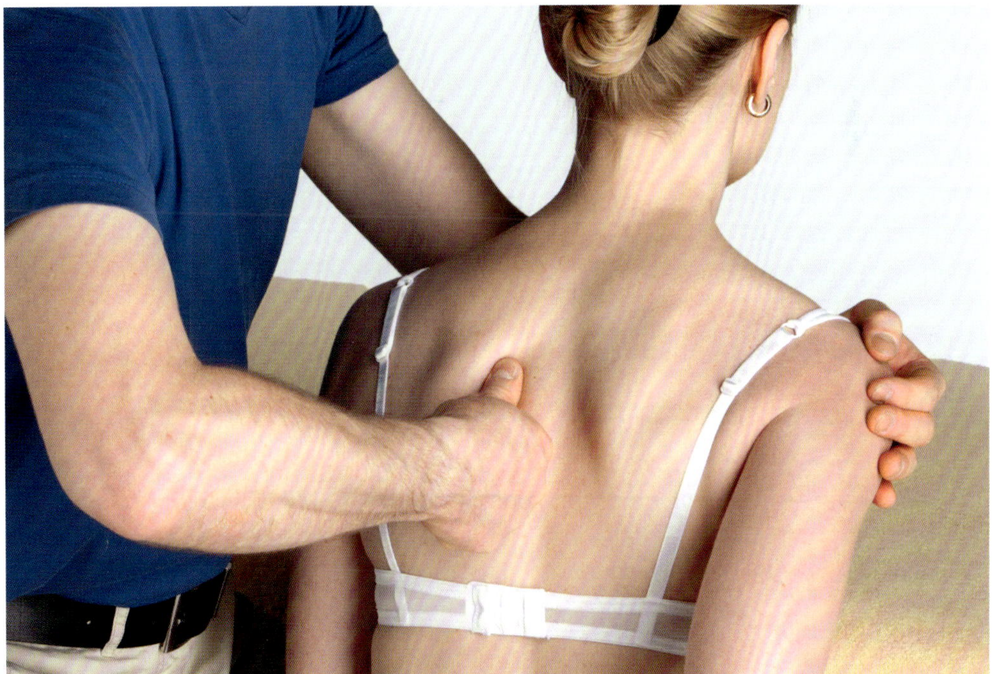

Abb. 35 Behandlung der Rippen-Brustwirbel-Gelenke

Eigenbehandlung der Rippen-Brustwirbel-Gelenke

Bei Bedarf kann die Eigenbehandlung der Brustwirbelsäule (→ S. 48) mitgegeben werden.

Rippen-Brustbein-Gelenke

Die Rippen-Brustbein-Gelenke (Kostosternal-Gelenke) sind nur von der 2. bis zur 5. Rippe zum Brustbein vorhanden und behandelbar. Sie sind sehr selten zu behandeln.

Bei einer Behandlung werden immer zuerst die Wirbel mit Dorn- und Querfortsätzen selbst und danach die Rippen-Wirbel-Gelenke ertastet und behandelt. Nur so kann geklärt werden, ob die Rippen-Brustbein-Gelenke für die Beschwerden verantwortlich sind.

Untersuchung der Rippen-Brustbein-Gelenke

Bei der Untersuchung und Behandlung liegt der Patient auf einer Liege, der Therapeut sitzt an seinem Kopfende. Mit den Mittel- oder Zeigefingern tastet der Therapeut beidseitig neben dem Brustbein auf den Rippen gelenknah. Echte Gelenke mit einer Kapsel existieren von der 2. bis 5. Rippe. Hier spürt der Therapeut eine leichte Erhebung, wenn er von den Rippen Richtung Brustbein tastet. Ein positiver Befund ist eine auf einer Seite weiter nach vorne (ventral) stehende Rippe.

Behandlung der Rippen-Brustbein-Gelenke

Der Patient liegt in Rückenlage auf der Behandlungsliege. Der an seinem Kopfende sitzende Therapeut drückt mit wenig Druck (nur ein paar Gramm!) während einer tiefen Ein- und Ausatmung des Patienten von vorne nach hinten gelenknah auf die Rippe. Wenn es nicht nach dem einmaligen Behandeln geholfen hat, sollte die Ursache wieder an der Brustwirbelsäule gesucht werden.

Eigenbehandlung der Rippen-Brustbein-Gelenke

Bei Bedarf kann die Eigenbehandlung der Brustwirbelsäule (→ S. 48) mitgegeben werden.

Sternoklavikulargelenk

Das Sternoklavikulargelenk (SCG, Brustbein-Schlüsselbein-Gelenk) ist ein Sattelgelenk. Es kann, wie dies auch Dieter Dorn gemacht hat, gemeinsam mit dem Clavikuloakromialgelenk (→ S. 69) mit einer flächigen Kompression auf das Schlüsselbein mittig nach hinten unten behandelt werden, während der Patient das Schulterblatt bewegt. Wegen der größeren Präzision und Differenzierungsmöglichkeit wird hier die separate Untersuchung und Behandlung beider Gelenke beschrieben.

Untersuchung des Sternoklavikulargelenks

Der Therapeut steht hinter dem sitzenden Patient und tastet beidseitig mit den Zeigefingern von oben und den Mittelfingern von vorne die Schlüsselbeine am Brustbein nahen Ende. Ein positiver Befund ist eine Verschiebung eines Schlüsselbeins nach oben oder vorne im Vergleich beider Seiten. Ein seitenunterschiedliches Empfinden des Patienten trotz beidseitig gleichem Druck kann ebenfalls auf eine Dysfunktion hinweisen. Zudem kann die Inspektion beim Blick über die Schultern des Patienten Hinweise auf eine Seitendifferenz liefern.

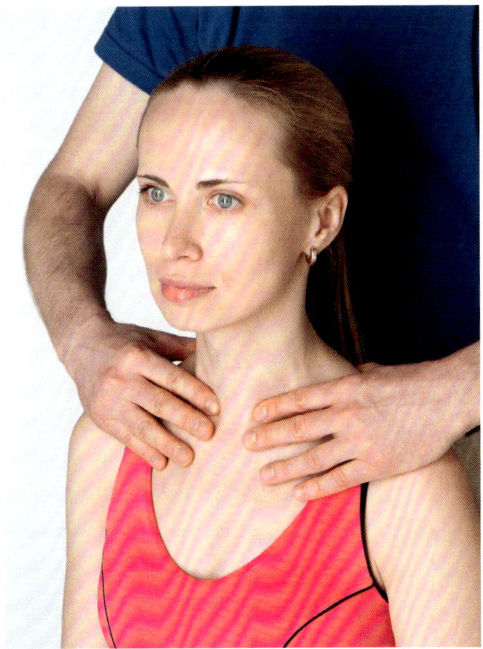

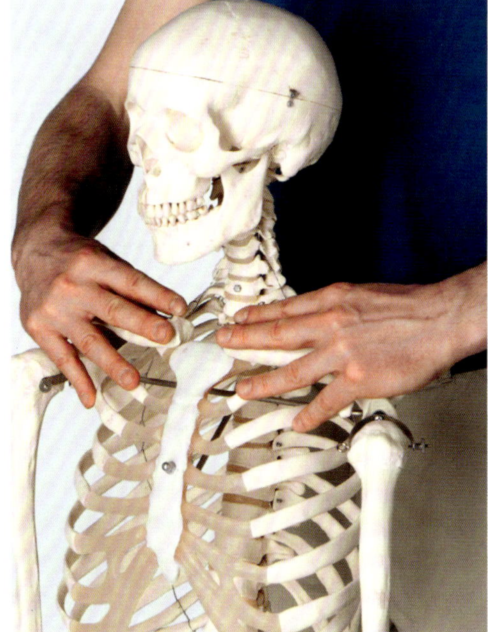

Abb. 36 Untersuchung des Sternoklavikulargelenks

Behandlung des Sternoklavikulargelenks

Bei der Behandlung des rechten SCG steht der Therapeut rechts vom sitzenden Patienten. Der Therapeut drückt mit dem rechten Daumen und Zeigefinger im Dorn-Handgriff gelenknah in einem 45°-Winkel von oben vorne nach hinten unten auf das Schlüsselbein, während der Patient mit dem rechten Schulterblatt kreist. Die linke Hand des Therapeuten liegt flächig auf dem rechten Schulterblatt und unterstützt die kreisende Bewegung des Patienten. Den Druck übt der Therapeut nur bei der Ausatmung des Patienten langsam an- und abschwellend aus. Andernfalls könnte die Behandlung im Falle einer Dysfunktion schmerzhaft sein.

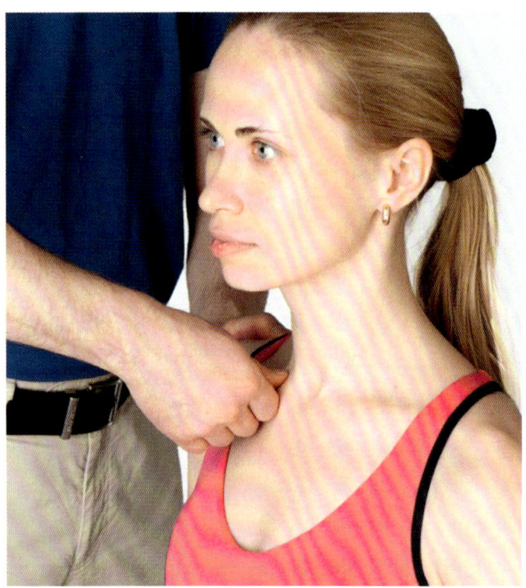

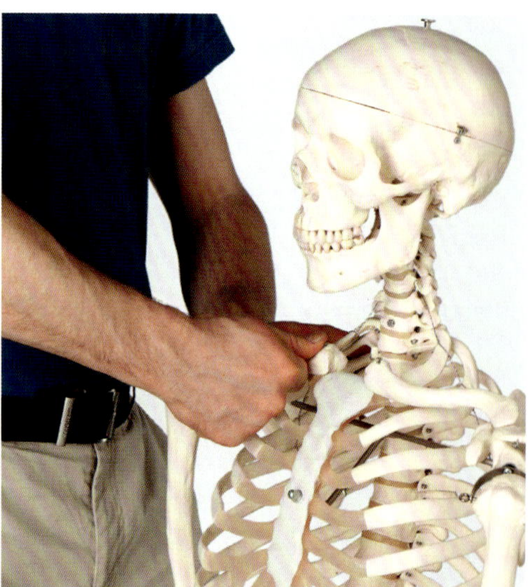

Abb. 37 Behandlung des Sternoklavikulargelenks

Eigenbehandlung des Sternoklavikulargelenks

Eine spezielle Eigenübung für das SCG wird nicht benötigt. Je nachdem, ob die Behandlung an der Hals- oder Brustwirbelsäule erfolgreicher war, sollte der Patient die entsprechende Eigenbehandlung regelmäßig zur Stabilisierung des Behandlungserfolges durchführen.

Clavikuloakromialgelenk

Das Clavikuloakromialgelenk (CAG, Schultereckgelenk) ist eine plane Diarthrose.

Untersuchung des Clavikuloakromialgelenks

Der Therapeut steht hinter dem sitzenden Patienten und tastet beidseitig mit Zeige- und Mittelfingern am Übergang vom Schulterdach zum Schlüsselbein. Ein positiver Befund ist ein auf einer Seite höher oder in Bezug zum Schulterdach weiter nach vorne stehendes Schlüsselbein als auf der anderen Seite. Ein unterschiedliches Schmerzempfinden des Patienten auf beiden Seiten trotz beidseitig gleich starkem Druck auf die Gelenke kann ebenso wie eine Seitendifferenz bei der Inspektion zu einem positiven Befund führen. Aufgrund von Unfällen oder Bindegewebsschwäche kann es zu einem Schlüsselbeinhochstand kommen. Besteht der Verdacht, dass eine Dysfunktion des Clavikuloakromialgelenks für Beschwerden verantwortlich ist, sollte der Therapeut das Gelenk behandeln und danach wieder überprüfen.

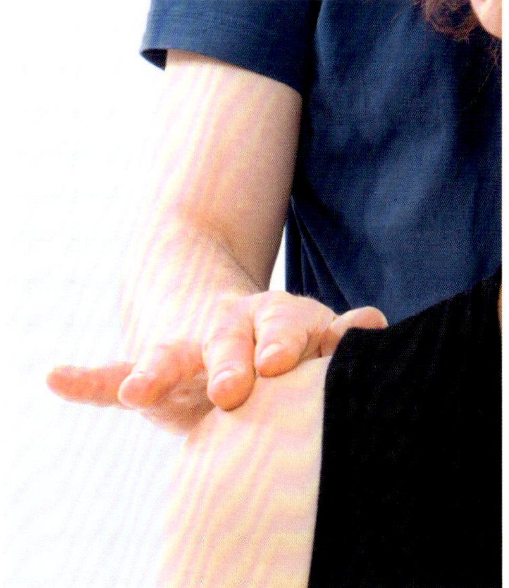
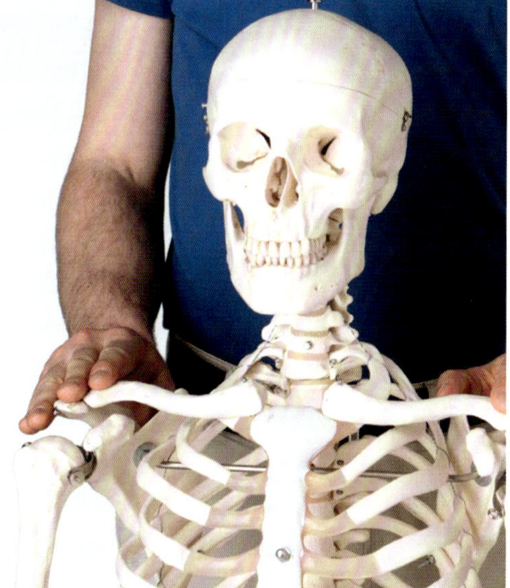

Abb. 38a Untersuchung des Clavikuloakromialgelenks in der Ebene oben/unten

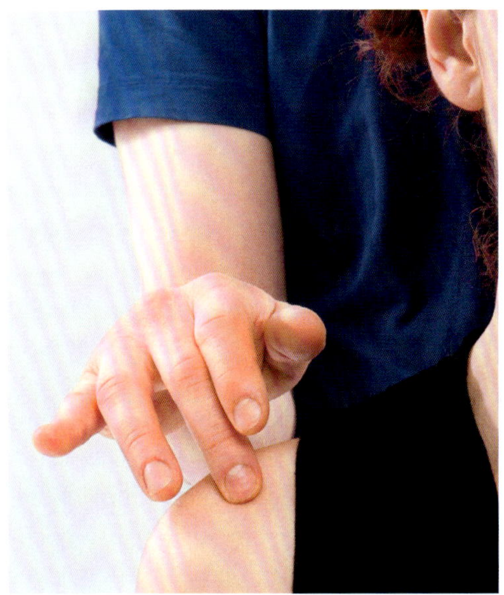
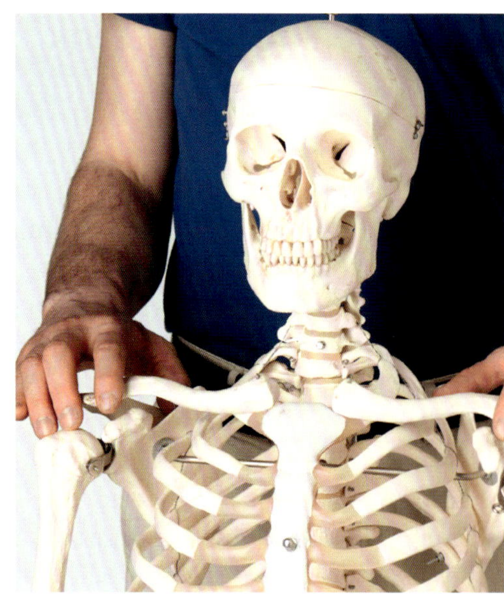

Abb. 38b Untersuchung des Clavikuloakromialgelenks in der Ebene vorne/hinten

Behandlung des Clavikuloakromialgelenks

Bei der Behandlung des rechten Schultereckgelenks steht der Therapeut rechts neben dem sitzenden Patienten. Der Therapeut drückt mit dem rechten Daumen und Zeigefinger im Dorn- Handgriff in einem 45°-Winkel von oben vorne nach hinten unten gelenknah auf das Schlüsselbein. Der Therapeut drückt nun vor allem nach hinten, während der Patient mit dem rechten Schulterblatt durchgehend kreist. Die linke Hand des Therapeuten liegt flächig auf dem rechten Schulterblatt des Patienten und unterstützt die kreisende Bewegung. Den Druck übt der Therapeut nur bei der Ausatmung des Patienten langsam an- und abschwellend aus, da das Gelenk bei einer Dysfunktion sehr empfindlich sein kann.

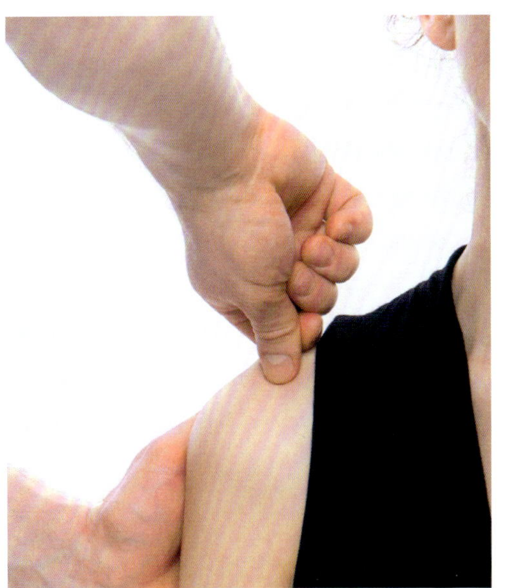

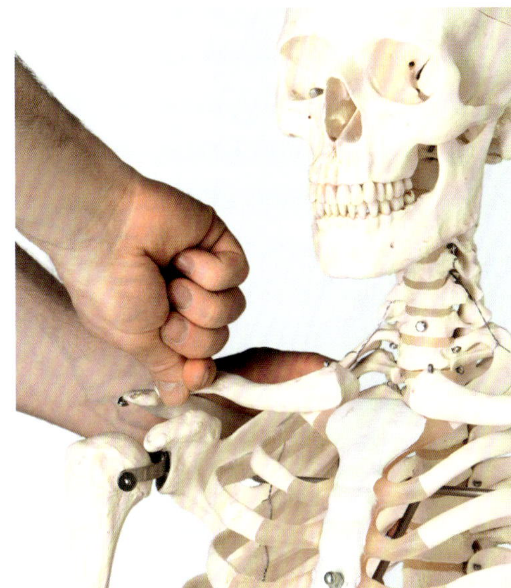

Abb. 39 Behandlung des Clavikuloakromialgelenks

Eigenbehandlung des Clavikuloakromialgelenks

Auch für das CAG ist keine spezielle Eigenbehandlung nötig. Je nachdem, ob die Behandlung an der Hals- oder Brustwirbelsäule erfolgreicher war, wird dem Patienten die entsprechende Eigenbehandlung zur regelmäßigen Durchführung mitgegeben, um den Behandlungserfolg zu sichern.

Schultergelenk

Das Schultergelenk besteht aus zwei Gelenken: dem Glenohumeral-Gelenk, das ein Kugelgelenk ist, und dem subakromialen »Gelenk«, das ein Gleitlager ist.

Untersuchung des Schultergelenks

Die Untersuchung des Schultergelenks reduziert sich auf Feststellung von Symptomen in Schulter und Arm. Können die Symptome durch die Behandlung reduziert oder beseitigt werden, zeigt dies, dass eine Dysfunktion des Gelenks für die Beschwerden verantwortlich war.

Behandlung des Schultergelenks

Bei der Behandlung des rechten Schultergelenks steht der Therapeut rechts neben oder hinter dem sitzenden Patienten. Mit der rechten Hand hält er den in 90°-Stellung gebeugten Ellenbogen an der Elle. Die linke Hand liegt oben auf dem Schultergelenk und Schulterdach. Es gibt zwei mögliche Behandlungsabläufe: Entweder hebt der Therapeut mit dem Patienten den Arm nach vorne (Flexion) oder seitlich (Abduktion) bis 90° schmerzfrei hoch. In beiden Fällen bewegt er mit dem Patienten zusammen den Arm nun mit Druck zwischen beiden Händen – also in das Gelenk hinein – nach unten in die Nullstellung zurück und wiederholt dies zwei- oder dreimal. Das Schultergelenk wird nur im schmerzfreien Bewegungsausmaß behandelt!

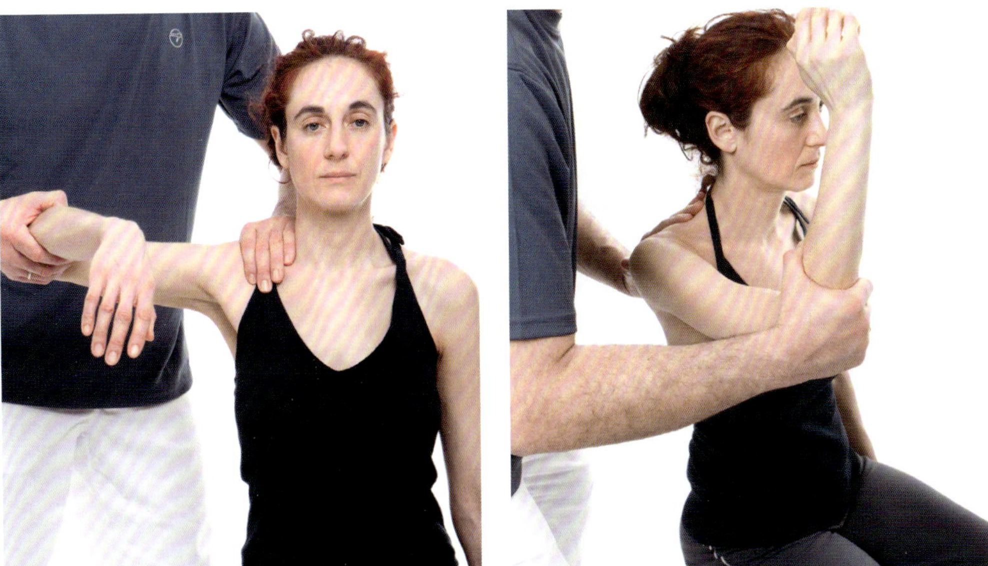

Abb. 40 Behandlung des Schultergelenks in Abduktion (links) und Flexion (rechts)

Eigenbehandlung des Schultergelenks

Die Eigenübung erhalten Patienten, wenn die Behandlung dieses Gelenks Symptome verbessert oder beseitigt hat. Diese Übung sollte der Patient im Sitzen oder Stehen mehrmals täglich je dreimal hintereinander zur Prophylaxe wiederholen, um die funktionelle Stabilität des Gelenks zu verbessern. Wie die Behandlung kann die Selbsthilfeübung auf zwei etwas unterschiedliche Arten durchgeführt werden, die im Folgenden für die rechte Schulter beschrieben werden.

Bei der ersten Variante hebt der Patient seinen rechten Arm seitlich bis 90°-Abduktion schmerzfrei hoch. Mit seiner linken Hand umfasst und drückt er den Oberarm in Richtung Schultergelenk und bewegt den Arm zurück an den Oberkörper (▶ Abb. 41). Bei der zweiten Variante hebt er den Oberarm nach vorne bis 90°-Flexion schmerzfrei hoch, drückt mit seiner linken Hand den Ellenbogen in Richtung Schultergelenk und bewegt den Arm zurück an den Oberkörper. Die Eigenbehandlung soll im schmerzfreien Bewegungsbereich stattfinden, wenn nötig soll die Schulter weniger weit angehoben werden.

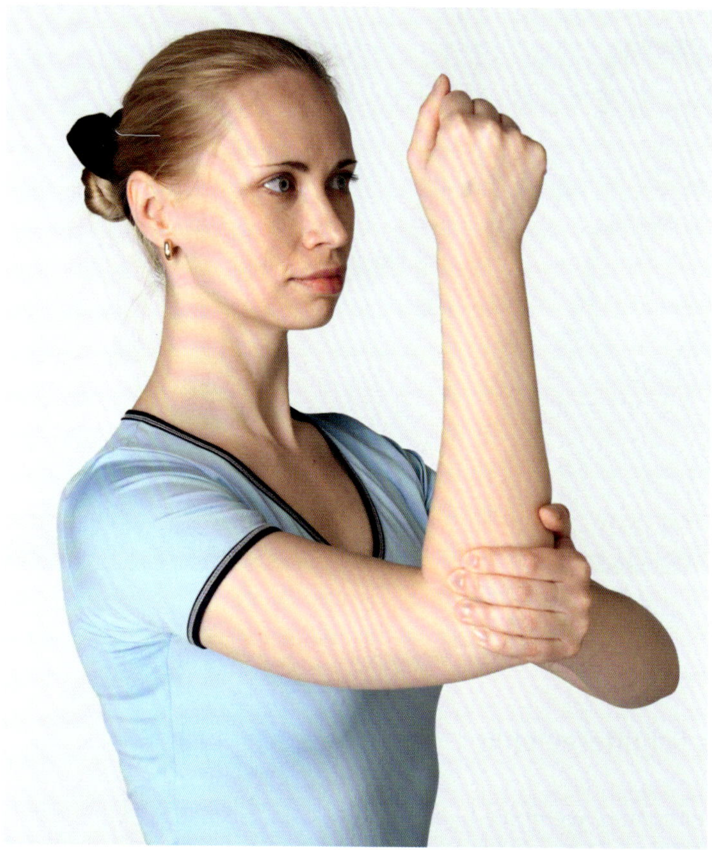

Abb. 41 Eigenbehandlung des Schultergelenks in Flexion

Ellenbogengelenk

Das Ellenbogengelenk besteht aus drei Gelenken: dem Oberarm-Ellen-Gelenk (Humeroulnargelenk, ein Scharniergelenk), dem Oberarm-Speichen-Gelenk (Humeroradialgelenk, ein Kugelgelenk) und dem proximalen Speichen-Ellen-Gelenk (Radioulnargelenk, ein Zapfen-/Radgelenk). Die Bewegung im Speichen-Ellen-Gelenk findet hauptsächlich bei einer Pronation (Einwärtsdrehung) oder Supination (Auswärtsdrehung) des Unterarms statt.

Untersuchung des Ellenbogengelenks

Die Untersuchung des Ellenbogengelenks beschränkt sich auf die Feststellung von Symptomen an Ellenbogen und Arm. Ist die Behandlung des Gelenks erfolgreich, war es auch für die Beschwerden verantwortlich.

Behandlung des Ellenbogengelenks

Für die Behandlung des linken Ellenbogengelenks steht der Therapeut links neben dem sitzenden Patienten. Mit seiner linken Hand hält er den Unterarm und mit der rechten den Oberarm des Patienten. Für den Patienten ist der Griff angenehmer, wenn der Therapeut die Finger an der Unterseite und den Daumen auf der Oberseite hat. Nun beugt der Patient sein Ellenbogengelenk um 90°. Mit Druck in das Ellenbogengelenk hinein bewegt der Therapeut mit dem Patienten zusammen den Ellenbogen in die Nullstellung zurück und wiederholt dies zwei-oder dreimal. Diese Behandlung kann auch in Pronation oder Supination durchgeführt werden, um weitere Gelenkdysfunktionen zu erreichen. Wie üblich wird das Ellenbogengelenk nur in der schmerzfreien Bewegung behandelt.

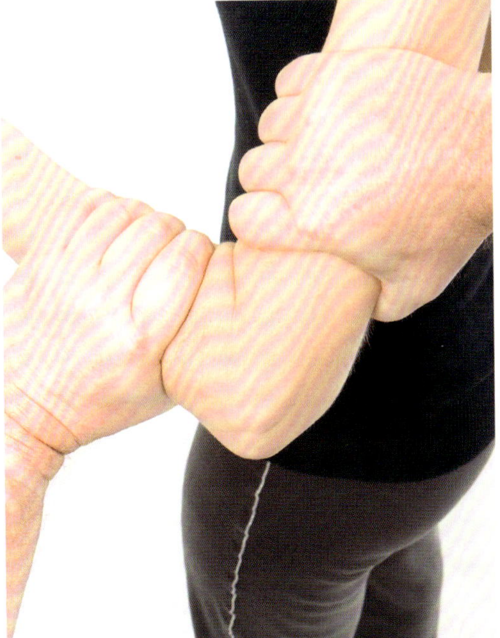

Abb. 42 Behandlung des Ellenbogengelenks

Eigenbehandlung des Ellenbogengelenks

Diese Eigenübung erhalten Patienten, wenn die Behandlung des Ellenbogengelenks Symptome verbessert oder beseitig hat. Um die funktionelle Stabilität des Gelenks zu verbessern und Beschwerden vorzubeugen, sollte der Patient diese Übung mehrmals täglich jeweils dreimal hintereinander wiederholen. Zur Behandlung des linken Ellenbogengelenks umfasst der Patient seinen linken Unterarm mit der rechten Hand und drückt in den um 90° gebeugten linken Ellenbogen, während er ihn gleichzeitig streckt. Den Gegendruck baut er muskulär oder über einen Tisch oder andere Gegenstände auf. Nun beugt er den Ellenbogen wieder ohne Druck. Falls bei der Behandlung eine Pronation oder Supination erfolgreich verwendet wurde, wird dem Patienten diese Bewegung bei der Eigenübung dazugegeben. Die Eigenbehandlung soll im schmerzfreien Bewegungsbereich stattfinden, wenn nötig soll das Ellenbogengelenk weniger weit gebeugt werden.

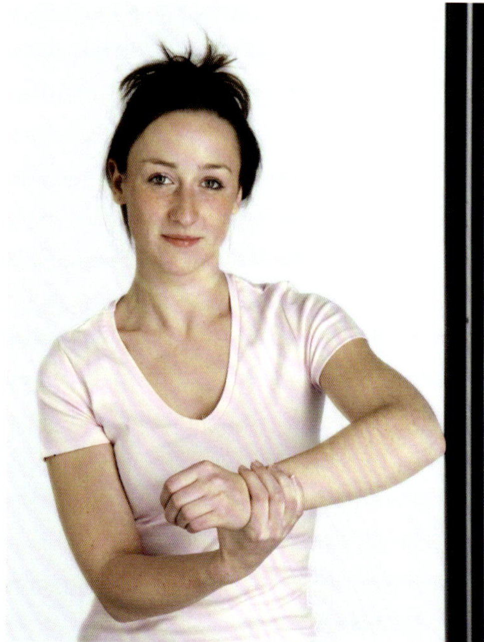

Abb. 43 Eigenbehandlung des Ellenbogengelenks

Handgelenk

Das Handgelenk ist ein Eigelenk und hat noch einige weitere Gelenkformen der verschiedenen beteiligten Knochen. Es wird von den Mittelhandknochen, den Handwurzelknochen, der Elle (Ulna) und der Speiche (Radius) gebildet. Die Handwurzelknochen werden mit der Dorn-Therapie nicht einzeln behandelt.

Untersuchung des Handgelenks

Das Handgelenk wird bei Beschwerden in Handgelenk oder Arm behandelt. Können die Symptome durch die Behandlung reduziert oder beseitigt werden, zeigt dies, dass eine Dysfunktion des Gelenks für die Beschwerden verantwortlich war.

Behandlung des Handgelenks

Bei der Behandlung des rechten Handgelenks steht der Therapeut rechts neben dem sitzenden Patienten. Mit seiner rechten Hand hält er dessen rechte Hand und mit seiner linken gelenknah den Unterarm. Das Handgelenk beugt der Patient so weit, wie dies schmerzfrei möglich ist. Mit Druck in das Handgelenk hinein bewegt der Therapeut mit dem Patienten zusammen die Hand in die Nullstellung zurück und wiederholt dies zwei- oder dreimal.

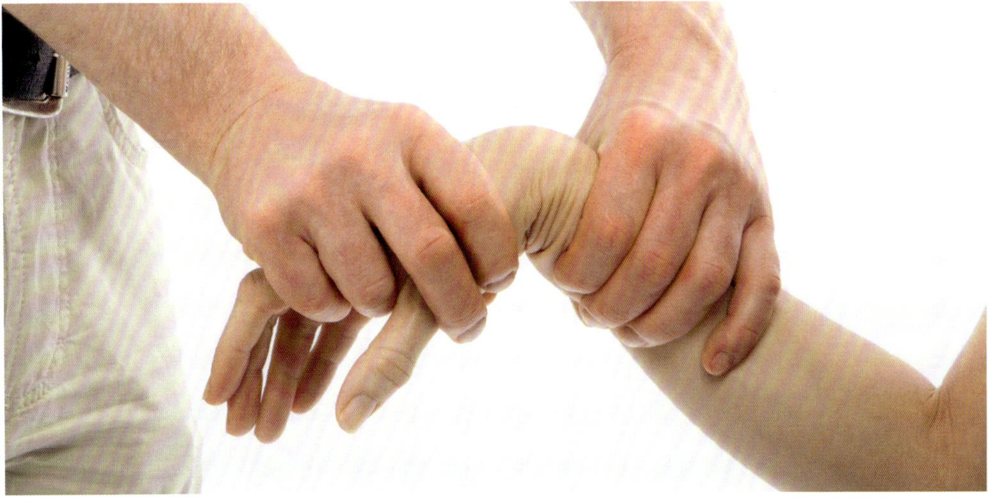

Abb. 44 Behandlung des Handgelenks

Eigenbehandlung des Handgelenks

War die Behandlung des Handgelenks durch den Therapeuten erfolgreich, sollte der Patient zur Stabilisierung des Behandlungserfolgs und zur Prophylaxe mehrmals täglich jeweils dreimal hintereinander die passende Eigenübung durchführen. Zur Behandlung des linken Handgelenks umfasst der Patient seine linke Hand mit der rechten Hand und drückt in das symptomfrei gebeugte linke Handgelenk hinein während er es streckt. Den Gegendruck baut er muskulär auf. Nun beugt er das Handgelenk wieder, ohne dabei Druck auszuüben. Treten Schmerzen auf, sollt das Handgelenk weniger weit gebeugt werden.

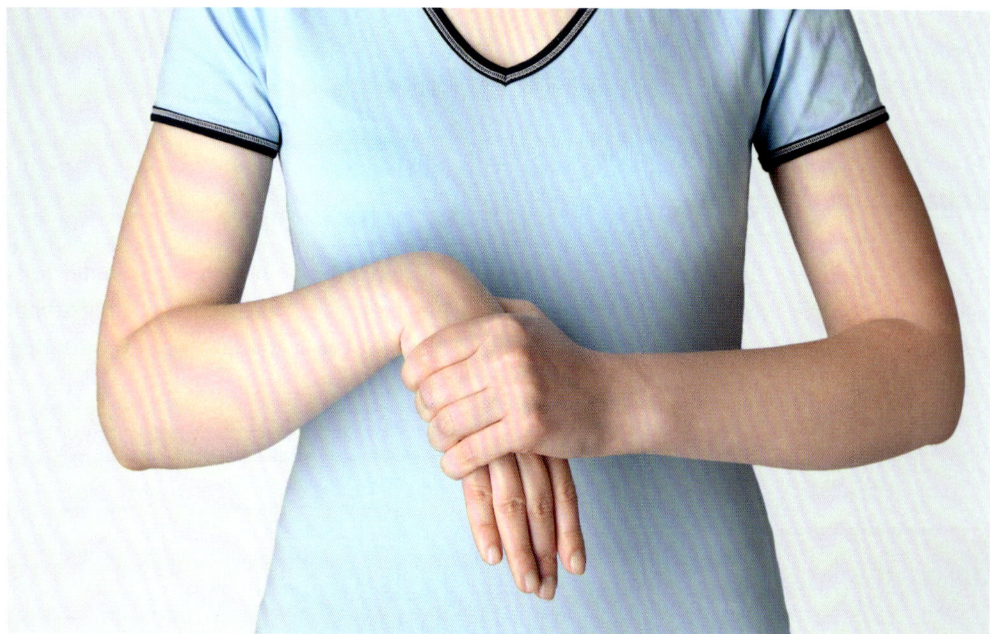

Abb. 45 Eigenbehandlung des Handgelenks

Fingergelenke

Die Fingergelenke sind Scharnier-, die Fingergrundgelenke Eigelenke.

Untersuchung der Fingergelenke

Die Fingergelenke sollten bei Beschwerden an Unterarm, Handgelenk oder Fingern behandelt werden. Ein Behandlungserfolg zeigt, dass ein oder mehrere Fingergelenke für die Beschwerden verantwortlich waren.

Behandlung der Fingergelenke

Bei der Behandlung eines Fingergelenks der rechten Hand steht der Therapeut rechts neben dem sitzenden Patienten. Mit seinem rechten Daumen und Zeigefinger hält er den distalen Fingerknochen und mit seinem linken Daumen und Zeigefinger den proximalen Knochen des Patienten. Der Patient beugt sein Fingergelenk um 90°, jedoch nicht weiter als dies schmerzfrei möglich ist. Mit Druck in das Fingergelenk hinein führt der Therapeut gemeinsam mit dem Patienten das Fingergelenk in die Nullstellung zurück. Die Behandlung wird zwei- oder dreimal wiederholt.

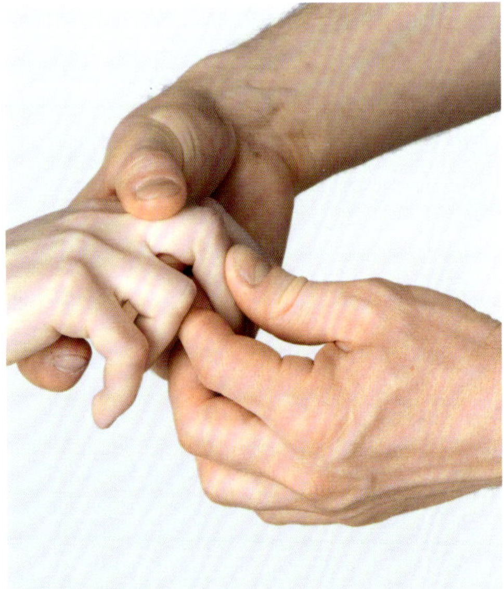

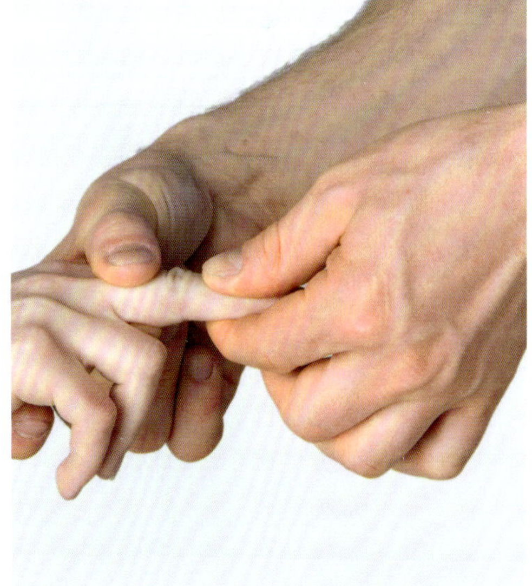

Abb. 46 Behandlung der Fingergelenke

Eigenbehandlung der Fingergelenke

War die Behandlung der Fingergelenke durch den Therapeuten erfolgreich, sollte der Patient diese Eigenübung mehrmals täglich je dreimal hintereinander wiederholen, um die funktionelle Stabilität des Gelenks weiter zu verbessern und erneuten Beschwerden vorzubeugen. Zur Behandlung der Fingergelenke der linken Hand umfasst der Patient zunächst mit dem rechten Daumen und Zeigefinger den linken distalen Fingerknochen. Nun drückt er in das symptomfrei gebeugte linke Fingergelenk, während er es zugleich streckt. Den Gegendruck baut er muskulär auf. Dann beugt er das Fingergelenk wieder – diesmal jedoch ohne Druck. Im Idealfall wird das Fingergelenk um 90° gebeugt. Treten Schmerzen dabei auf, sollte das Fingergelenk weniger weit gebeugt werden.

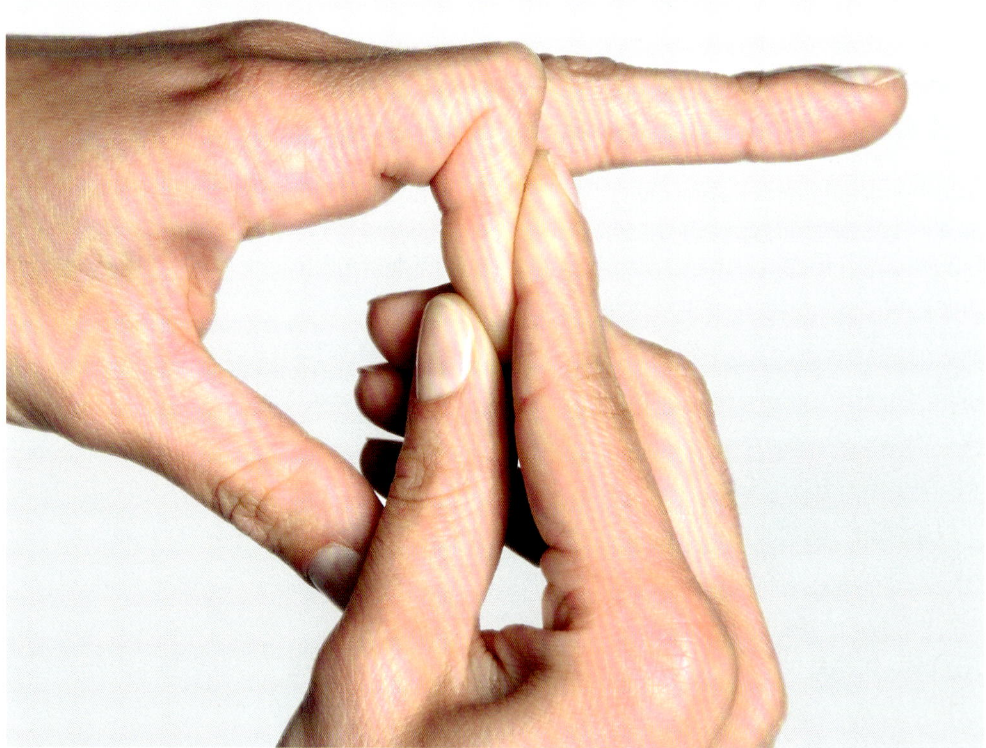

Abb. 47 Eigenbehandlung der Fingergelenke

Daumensattelgelenk

Untersuchung des Daumensattelgelenks

Die Untersuchung des Daumensattelgelenks reduziert sich auf die Feststellung von Symptomen an Unterarm, Handgelenk und Daumen. Treten dort Beschwerden auf, sollte das Daumensattelgelenk behandelt werden. Ein Erfolg der Behandlung lässt darauf schließen, dass es mit für die Beschwerden verantwortlich war.

Behandlung des Daumensattelgelenks

Bei der Behandlung des rechten Daumens steht der Therapeut rechts neben dem sitzenden Patienten. Als Sattelgelenk muss es in zwei Bewegungsrichtungen behandelt werden. Zur Behandlung des rechten Daumens hält der Therapeut mit seiner linken Hand die rechte Hand und mit Daumen und Zeigefinger seiner rechten Hand den Mittelhandknochen des Daumens des Patienten. Der Patient spreizt schmerzfrei einmal den Daumen zur Seite nach außen (Extension) und das andere Mal vom Handteller weg (Abduktion). In beiden Fällen führt der Therapeut den Daumen gemeinsam mit dem Patienten mit Druck in das Gelenk hinein an die Hand zurück und wiederholt dies je zwei- oder dreimal.

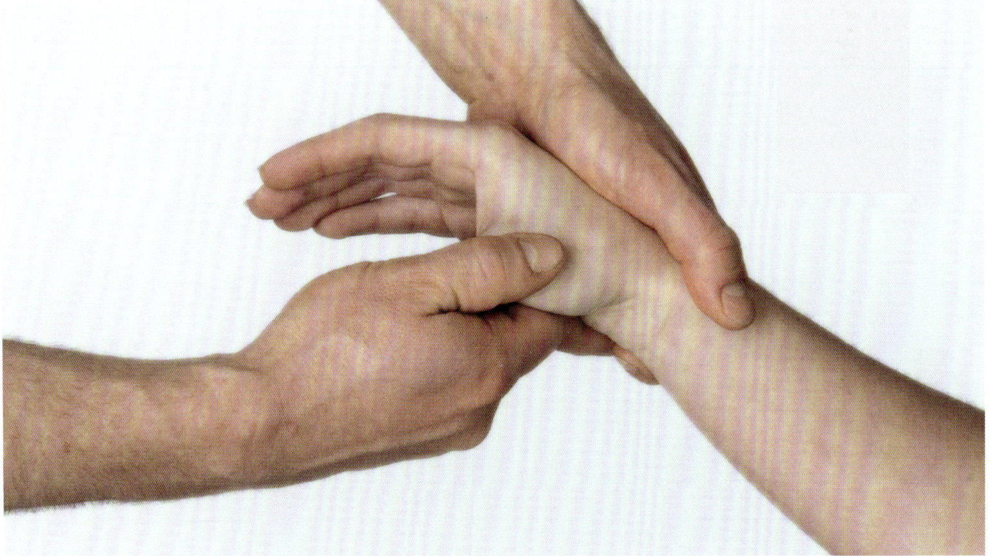

Abb. 48 Behandlung des Daumensattelgelenks

Eigenbehandlung des Daumensattelgelenks

Die Eigenübung erhalten Patienten, wenn die Behandlung des Daumensattelgelenks erfolgreich war. Der Patient sollte sie mehrmals täglich jeweils dreimal hintereinander wiederholen. Sie dient der Prophylaxe und funktionellen Stabilisierung des Gelenks. Zur Behandlung seines linken Daumens umfasst der Patient mit seinem rechten Daumen und Zeigefinger den linken ersten Mittelhandknochen. Dann drückt er zugleich in das Daumensattelgelenk des symptomfrei abgespreizten linken Daumens und führt ihn an die Hand zurück. Den Gegendruck baut er muskulär auf. Ohne Druck spreizt er den Daumen wieder ab. Die Eigenbehandlung soll im schmerzfreien Bewegungsbereich stattfinden, wenn nötig soll das Daumensattelgelenk weniger weit abgespreizt werden. Die zwei Bewegungsebenen dieses Gelenks sind für die Patienten meist unverständlich, deswegen wird die Übung einfach gehalten.

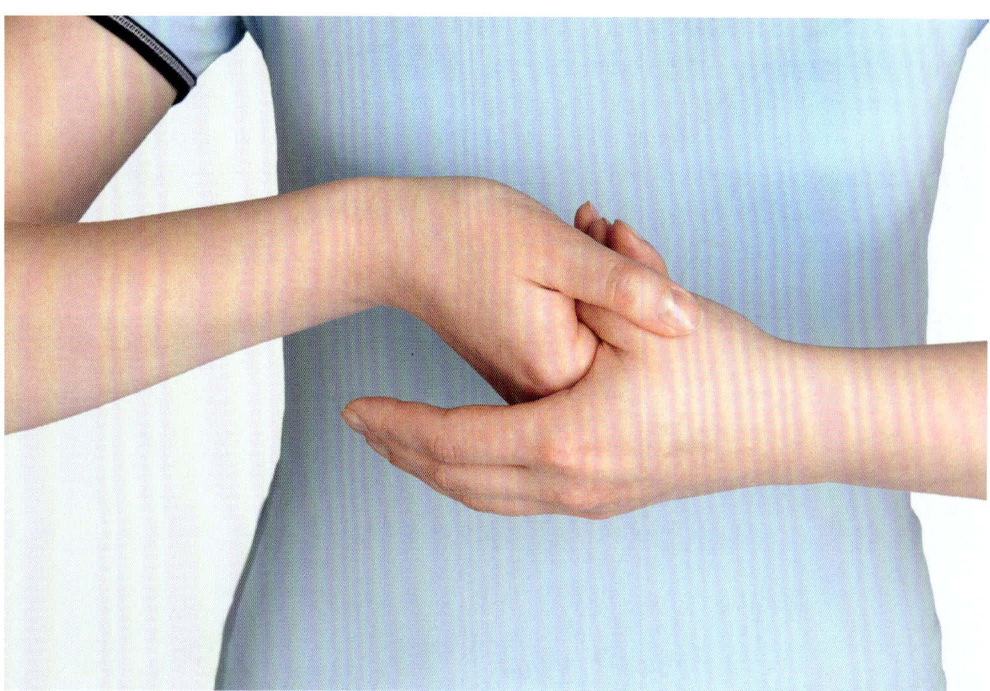

Abb. 49 Eigenbehandlung des Daumensattelgelenks

Zehengelenke

Die Zehengelenke sind Scharniergelenke. Das Großzehengrundgelenk ist wie die anderen zu untersuchen und zu behandeln. Hier ist bei der Behandlung ebenfalls auf eine gerade Gelenkachse zu achten. Ein typisches Anwendungsgebiet sind Beschwerden, die in Folge eines Hallux valgus auftreten.

Untersuchung der Zehengelenke

Die Untersuchung eines Zehengelenks beschränkt sich auf die Feststellung von Beschwerden an Unterschenkel, Fuß und Zehen. Bei Symptomen in diesem Bereich sollten die Zehengelenke stets mitbehandelt werden.

Behandlung der Zehengelenke

Bei der Behandlung eines Zehengelenks des rechten Fußes sitzt der Therapeut rechts neben dem sitzenden oder steht rechts neben dem liegenden Patienten. Mit seinem rechten Daumen und Zeigefinger hält der Therapeut den distalen Zehenknochen des Patienten und mit seinem linken Daumen und Zeigefinger den proximalen Knochen. Die Zehengelenke beugt der Patient so weit wie möglich schmerzfrei. Unter Druck in die Zehengelenke hinein bewegt der Therapeut mit dem Patienten zusammen die Zehengelenke in die Nullstellung zurück. Diese Bewegung wird zwei- oder dreimal wiederholt. Beim großen Zeh kann der Therapeut einzelne Gelenke, an den anderen Zehen auch alle Gelenke gemeinsam behandeln.

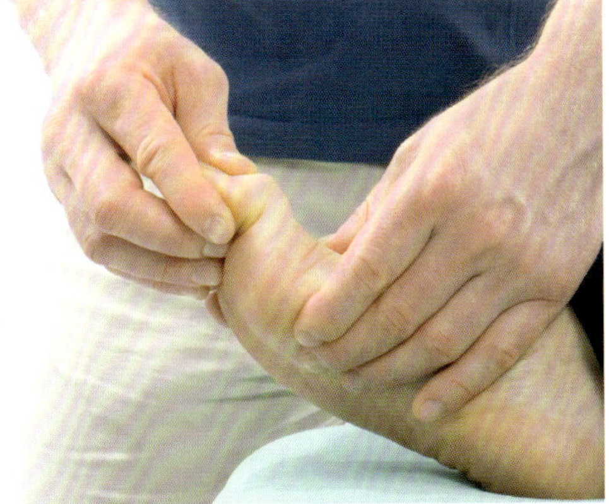

Abb. 50 Behandlung der Zehengelenke

Eigenbehandlung der Zehengelenke

Hat die Behandlung eines oder mehrere Zehengelenke die Beschwerden verbessern oder beseitigen können, sollte der Patient diese Übung zur Prophylaxe und zur Stabilisierung des Behandlungserfolgs mehrmals täglich jeweils dreimal hintereinander wiederholen. Zur Behandlung seines linken Fußes kann der Patient den linken Fuß wahlweise im Sitzen auf das rechte Knie legen oder ihn auf eine Treppenstufe stellen. Mit dem rechten Daumen und Zeigefinger umfasst er nun den linken distalen Zehenknochen. Mit dem linken Daumen und Finger stabilisiert er am proximalen Zehenknochen. Er drückt in das symptomfrei gebeugte linke Zehengelenk, während er es streckt. Ohne Druck beugt er das Zehengelenk wieder. Beim Auftreten von Schmerzen soll das Zehengelenk weniger weit gebeugt werden.

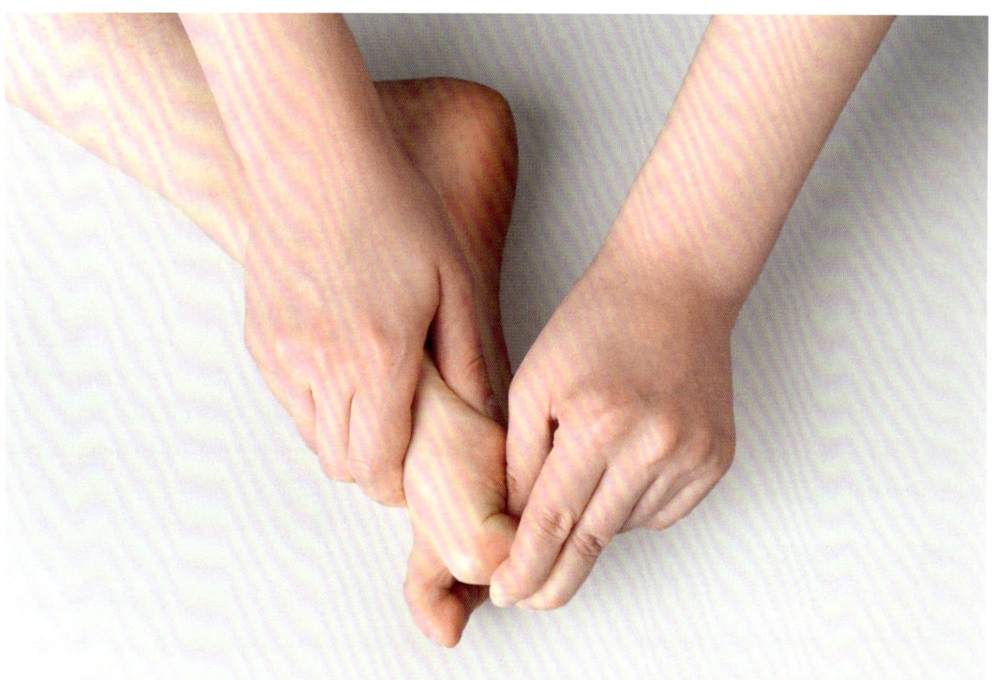

Abb. 51 Eigenbehandlung der Zehengelenke

Die Traditionelle Chinesische Medizin (TCM) ist über viele Jahrhunderte aus der Empirie heraus entstanden. Systematisch erfasst wurde sie in Büchern wie dem Gelben Kaiser. Die TCM kennt zahlreiche Therapieformen wie Akupunktur, Moxibustion, Kräuterheilkunde, Akupressur, Diätetik, Massagen, Tuina, Tai-Chi, Schröpfen und Gua Sha.

Im Laufe der Zeit wurden immer wieder neue Akupunkturpunkte gefunden. Zuerst wurden die antiken Akupunkturpunkte an den Extremitäten aufgespürt und therapeutisch genutzt. Zunächst kannte man jeweils fünf Punkte eines Meridians (Energieleitbahnen), die von den Fingern bis zum Ellenbogen und von den Zehen bis zum Knie positioniert waren. Diese werden den fünf Elementen (→ S. 94, 126, 145) Holz, Feuer, Erde, Metall und Wasser zugeordnet. Die Meridiane bilden Verbindungslinien zwischen Akupunkturpunkten, die dem gleichen Funktionskreis zugeordnet sind. Durch sie fließt die Lebensenergie (Qi). Im Rahmen des Konfuzianismus wurden nur die Extremitäten bis zu den Knien und Ellenbogen zur Behandlung frei gemacht und Forschung an Leichen war wegen der Ahnenverehrung verboten. Dadurch waren die alten Chinesen stark auf ihre Beobachtung des Menschen und der Natur angewiesen und haben daraus gelernt. Heute sind auf den zwölf Haupt- und den zwei Sondermeridianen (→ S. 113) insgesamt 361 Akupunkturpunkte bekannt.

Ein großer Unterschied zwischen der TCM und der bei uns üblichen Medizin liegt in der Herangehensweise an den Menschen. In der westlichen Medizin werden vermehrt die Struktur und Physiologie wie Gewebe, Hormone, Zellen bis hin zu den kleinsten Teilchen der DNA angeschaut und erforscht. Bei einer Erkrankung wird ein Verursacher gesucht und eliminiert oder Fehlendes substituiert. In der TCM werden dagegen Funktionen und Verhältnisse im gesamten Menschen und seinen Systemen betrachtet. Bei einer Erkrankung wird immer der gesamte Mensch nach Disharmonie-Mustern und Syndrom-Zusammenhängen durchsucht und ausgleichend behandelt. Beide Medizinsysteme können sich gut ergänzen. Im Folgenden werden die Grundlagen der TCM beschrieben, die für die Dorn-Therapie genutzt werden können.

Hinweise zum Buch

Der rückseitige Text ist Einführung in Kapitel 2 **„Traditionelle Chinesische Medizin und Meridiane“** und sollte auf S. 88 vor **„Grundlagen der TCM“** stehen.

Bitte beachten Sie, dass es in Kapitel 3 ab Seite 133 um die **„Verbindung von Dorn-Therapie und TCM“** und nicht um die **„Pathologie aus Sicht der TCM“** geht.

Wir bitten um Verständnis.

Traditionelle Chinesische Medizin und Meridiane

Die Traditionelle Chinesische Medizin (TCM) ist über viele Jahrhunderte aus der Empirie heraus entstanden. Systematisch erfasst wurde sie in Büchern wie dem Gelben Kaiser. Die TCM kennt zahlreiche Therapieformen wie Akupunktur, Moxibustion, Kräuterheilkunde, Akupressur, Diätetik, Massagen, Tuina, Tai-Chi, Schröpfen und Gua Sha.

Im Laufe der Zeit wurden immer wieder neue Akupunkturpunkte gefunden. Zuerst wurden die antiken Akupunkturpunkte an den Extremitäten aufgespürt und therapeutisch genutzt. Zunächst kannte man jeweils fünf Punkte eines Meridians (Energieleitbahnen), die von den Fingern bis zum Ellenbogen und von den Zehen bis zum Knie positioniert waren. Diese werden den fünf Elementen (→ S. 94, 126, 145) Holz, Feuer, Erde, Metall und Wasser zugeordnet. Die Meridiane bilden Verbindungslinien zwischen Akupunkturpunkten, die dem gleichen Funktionskreis zugeordnet sind. Durch sie fließt die Lebensenergie (Qi). Im Rahmen des Konfuzianismus wurden nur die Extremitäten bis zu den Knien und Ellenbogen zur Behandlung frei gemacht und Forschung an Leichen war wegen der Ahnenverehrung verboten. Dadurch waren die alten Chinesen stark auf ihre Beobachtung des Menschen und der Natur angewiesen und haben daraus gelernt. Heute sind auf den zwölf Haupt- und den zwei Sondermeridianen (→ S. 113) insgesamt 361 Akupunkturpunkte bekannt.

Ein großer Unterschied zwischen der TCM und der bei uns üblichen Medizin liegt in der Herangehensweise an den Menschen. In der westlichen Medizin werden vermehrt die Struktur und Physiologie wie Gewebe, Hormone, Zellen bis hin zu den kleinsten Teilchen der DNA angeschaut und erforscht. Bei einer Erkrankung wird ein Verursacher gesucht und eliminiert oder Fehlendes substituiert. In der TCM werden dagegen Funktionen und Verhältnisse im gesamten Menschen und seinen Systemen betrachtet. Bei einer Erkrankung wird immer der gesamte Mensch nach Disharmonie-Mustern und Syndrom-Zusammenhängen durchsucht und ausgleichend behandelt. Beide Medizinsysteme können sich gut ergänzen. Im Folgenden werden die Grundlagen der TCM beschrieben, die für die Dorn-Therapie genutzt werden können.

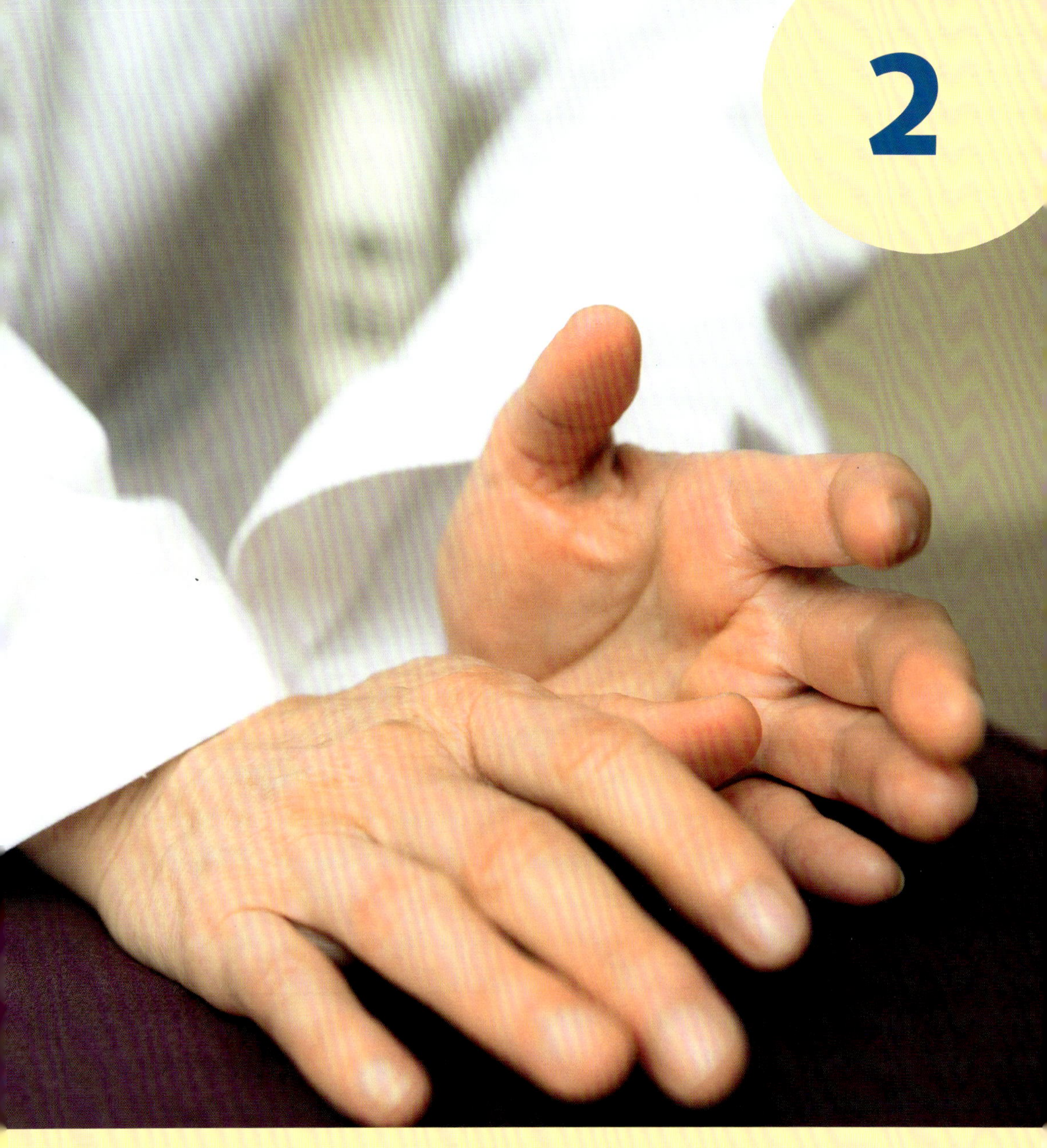

Traditionelle Chinesische Medizin und Meridiane

Grundlagen der TCM

Qi

Das Wort Qi kann vereinfacht mit »Energie« oder »Lebenskraft« übersetzt werden. Die TCM differenziert hier weiter hinsichtlich Qualität und Vorkommen der Energie. So kann die Energie eher materiell körperlich oder immateriell feinstofflich sein. Das Qi kann sich immer wieder verändern und ist somit kein fester und klar zu übersetzender Begriff. Je nach Ort des Vorkommens und Funktion unterscheidet man vier Hauptformen:

- Blut (Xue)
- Körperflüssigkeiten (Jin-Ye)
- Essenz (Jing)
- Geist (Shen).

Das Blut (Xue) ist die materielle Form von Qi und ernährt und befeuchtet den Körper.

Das Jin-Ye beinhaltet alle Körperflüssigkeiten und wird je nach Ort des Vorkommens unterschieden.

Die Essenz Jing wird unterschieden in

- vorgeburtliche Essenz, eine ererbte Energie,
- nachgeburtliche Essenz, aus der Nahrungsverarbeitung, und
- Nierenessenz, die aus den beiden vorhergehenden besteht.

Der Geist (Shen) ist die immateriellste Art von Qi und kontrolliert Bewusstsein, Denken und Gedächtnis.

Energiefülle und -leere

Energiefülle oder -leere kann quantitativ oder relativ bestehen. Der quantitative Zustand von Leere oder Fülle ist in einem Gewebe oder einer Funktion z. B. einem Meridian selbst zu finden. Eine relative Leere oder Fülle ergibt sich dagegen aus einem Vergleich von mindestens zwei Geweben oder Funktionen. Dabei geht es also – wie so oft in der TCM – vor allem um Relationen.

Dies veranschaulicht das Säulendiagramm. Die beiden Säulen stehen beispielhaft für verschiedene Bereiche wie z. B. Yin und Yang im Körper allgemein, ein gekoppeltes Meridianpaar mit Yin- und Yang-Meridian, paarige Yin-Meridiane aus derselben Schicht, rechts und links, oben und unten etc. Die horizontale Linie markiert den ausgeglichenen Zustand. Die Säulen können bis zu diesem Wert reichen oder darüber oder darunter enden. Dies stellt den energetisch ausgeglichenen, verstärkten oder abgeschwächten Zustand dar. Hier sind mehrere pathologische Zusammenhänge möglich: Im Vergleich ist eine ausgeglichene Funktion schwächer als eine stärkere Funktion (a). Ebenso erscheint eine schwächere Funktion im Vergleich zu einer ausgeglichenen Funktion abgeschwächt (b). Therapeutisch muss im ersten Fall die starke Funktion reduziert und im zweiten Fall die zu schwache meist innerhalb des gesamten Menschen ausgeglichen werden (siehe Pfeile in der Grafik).

Im dritten Fall ist eine verstärkte Funktion im Vergleich zu einer abgeschwächten natürlich ebenfalls verstärkt, jedoch ist die Differenz größer (c). Hier muss die schwache Funktion gestärkt und die zu starke ausgeglichen werden. Der Ausgleich kann zwischen den beiden betrachteten Funktionen oder innerhalb des gesamten Menschen stattfinden.

Auch wenn zwei Funktionen im Vergleich ausgeglichen erscheinen, muss man noch weiter differenzieren. Einerseits können sich beide Funktionen in dem ausgeglichenen Zustand befinden (f). Dies wäre der gewünschte Zustand. Es kann sich aber auch um zwei abgeschwächte (d) oder zwei verstärkte (e) Funktionen handeln. Dies ist nur über eine Betrachtung des gesamten Menschen zu eruieren. Hier müsste therapeutisch jeweils wieder meist innerhalb des Menschen ausgeglichen werden.

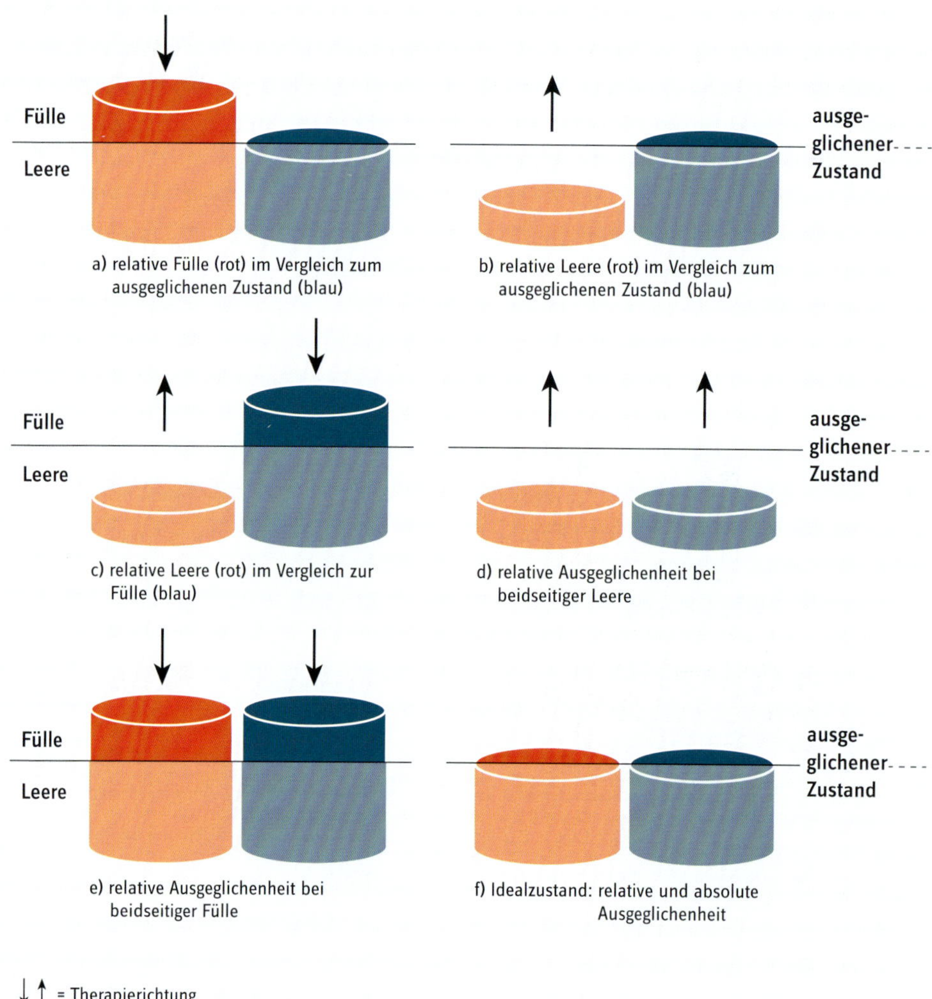

Abb. 52 Energiefülle und -leere

Bei der Diagnostik wird ein Therapeut immer versuchen, den Mittelpunkt zwischen Leere und Fülle zu erkennen. Ziel der Therapie ist es, wieder zu diesem Mittelpunkt und damit zur Ausgeglichenheit im gesamten System zu gelangen. Das Leben ist ein Hin- und Herschwingen, ein Oszillieren um diesen Mittelpunkt. Dies veranschaulicht in der TCM das Yin-Yang-Symbol (Monade).

Auch in der westlichen Medizin gibt es Beispiele hierfür. Wenn der Sympathikus stark erscheint, kann sich dahinter ein verstärkter Sympathikus oder ein abgeschwächter Parasympathikus verbergen. Die Veränderung kann wie bei einem Sprint physiologisch oder wie beim Morbus Sudeck pathologisch bedingt sein. Sie kann von innen, also vom Körper selbst, oder von außen, z. B. durch ein Medikament, verursacht sein. Aufgabe des Therapeuten ist es, herauszufinden, welcher Bereich für das Ungleichgewicht verantwortlich ist und seine Therapie entsprechend auszurichten.

Yin und Yang

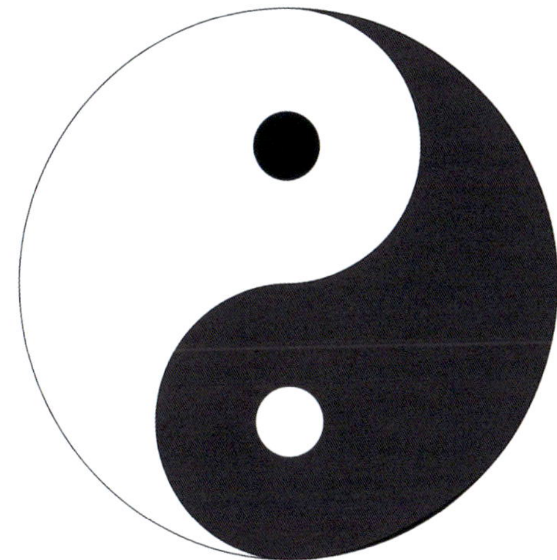

Abb. 53 Yin-und-Yang-Symbol

Diese beiden Begriffe »Yin« und »Yang« sind vor vielen Jahrhunderten aus dem Taoismus entstanden. Sie beschreiben alles – von materiell bis immateriell – in polaren Paaren. Naturereignisse, aber auch Änderungen im Leben kleinster bis größter Lebewesen können damit erfasst und beschrieben werden. Einerseits hat dieses Begriffspaar einen statisch beschreibenden Charakter, um eine Situation oder eine antagonistische Relation zu skizzieren, z. B. Materie versus Energie. Andererseits beschreiben die beiden Begriffe eine andauernde Veränderung, Lebendigkeit und das wechselseitige Zusammenspiel der Zustände, z. B. Tag wird Nacht wird Tag. Die gegensätzlichen Pole bedingen einander und das eine kann nicht ohne dem anderen existieren, z. B. kann die Helligkeit des Tages nur über die Erfahrung der Dunkelheit der Nacht wahrgenommen werden und umgekehrt. Wenn das eine seine Hochzeit erfährt, ist das andere schon im Keim vorhanden, z. B. findet man in der hellsten Mittagssonne auf der Erdoberfläche immer irgendwo einen Schatten also relative Dunkelheit. Und so ernährt sich dieses Paar gegenseitig, z. B. kann Holz, in diesem Fall Yin, verbrennen und zu Wärme und Helligkeit werden, in diesem Fall Yang.

Die TCM strebt im gesamten Menschen ein Gleichgewicht zwischen Yin und Yang an. Die festen Zuordnungen einzelner Begriffe zu Yin oder Yang ist im strengen Sinn nicht möglich. Vielmehr können nur mindestens zwei Begriffe in Relation zueinander als Yin und Yang zugehörig beschrieben werden. Einige Beispiele für Yin- und Yang-Aspekte in der Natur zeigt die folgende Tabelle.

Yin und Yang in der Natur

Yin	Yang
Erde	Himmel
Mond	Sonne
Neumond	Vollmond
Dunkelheit/Schatten	Licht/Helligkeit
Wasser	Feuer
Winter	Sommer
Tal	Berg
Feuchtigkeit	Trockenheit
Substanz	Funktion
Ruhe	Aktivität
flach	rund
Raum	Zeit
Westen, Norden	Osten, Süden

Innerhalb des Menschen lassen sich Yin und Yang wie folgt zuordnen:

Yin und Yang in den Körperstrukturen	
Yin	**Yang**
Frau	Mann
rechts	links
unten (Taille abwärts)	oben (Taille aufwärts)
vorne, Bauch, Körpervorderseite	hinten, Rücken, Körperhinterseite
innen	außen
anteromediale (vordere/innere) Oberfläche der Extremitäten	posterolaterale (hintere/äußere) Oberfläche der Extremitäten
parenchymatöse Speicher-/Vollorgane (Herz, Niere, Leber, Lunge, Milz/Pankreas)	Funktions-/Hohlorgane (Dünndarm, Blase, Gallenblase, Dickdarm, Magen)
Struktur	Funktion
Knochen, Organe	Haut, Muskulatur
Blut, Körperflüssigkeiten	Qi
Nähr-Qi	Abwehr-Qi

Yin und Yang bei Reaktionsweisen und Symptomen	
Yin	**Yang**
absteigend	aufsteigend
chronisch	akut
langsam, schleichender Beginn	schnell, plötzlicher Beginn
Kältegefühl, Wärme liebend	Hitzegefühl, Kälte liebend
feucht	trocken
weich	hart
Leere	Fülle
Blässe	Rötung des Gesichts
Ruhe, Schläfrigkeit	Unruhe, Rastlosigkeit, Schlaflosigkeit
Hemmung, Unterfunktion	Erregung, Überfunktion
passiv	aktiv
sich zusammenrollen	sich ausstrecken
leise Stimme, mag nicht sprechen	laute Stimme, redet viel
viel unkonzentrierter Urin	konzentrierter Urin
weicher Stuhlgang, Diarrhö	Obstipation
blasse Zunge	rote Zunge mit gelbem Belag
nährend, bewahrend, Speicherung	Wandel

Aus Beobachtungen der Natur, wie z. B. dem Verlauf der Jahreszeiten heraus, wurde die dualistische Sicht von Yin und Yang in ein vier-Phasen-Modell erweitert, das eine größere Präzisierung und Differenzierung erlaubt. Darin ist auch der sich ständig bewegende und veränderliche Aspekt mit einbezogen. So wechselt der kalte Winter mit kurzen Tagen nicht plötzlich in den heißen, tageslichtreichen Sommer. Vielmehr gibt es Übergangszeiten – in diesem Fall Frühling und Herbst.

Diese vier Phasen werden in der dualistischen Weise beschrieben: Der Sommer ist dem größtmöglichen Yang zugeordnet und im Frühling keimt das kleine Yang bis zum Sommer. Der Winter entspricht dem größtmöglichen Yin und im Herbst keimt das kleine Yin bis zum Winter. Im Sommer ist das Yin, also der Winter, schon als Keim angelegt. Ebenso ist im Winter das Yang, also der Sommer, bereits als Keim vorhanden.

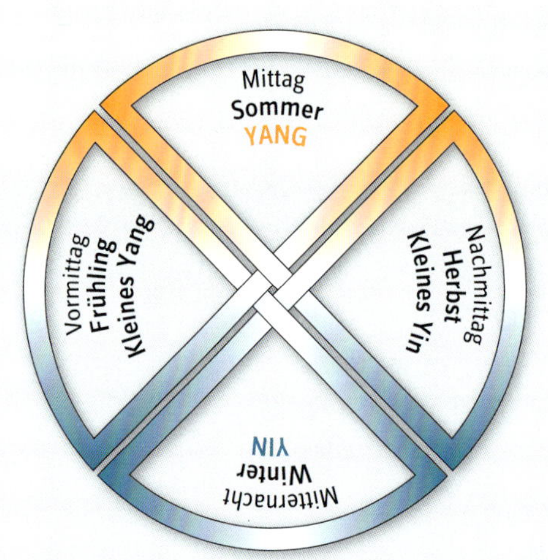

Abb. 54 Vier Phasen der Yin-Yang-Beziehung

Fünf-Elemente-Lehre und fünf Wandlungsphasen

Die fünf Elemente bzw. fünf Wandlungsphasen sind ein Modell für die Vielfalt des Lebens und seine Wandlungen. Entsprechend der chinesischen Sprache, die für beide Begriffe ein gemeinsames Schriftzeichen benutzt, werden im Deutschen beide Begriffe synonym verwendet – auch wenn sie einen etwas unterschiedlichen Charakter haben. Während die »Fünf-Elemente-Lehre« mehr statische Aspekte betont, steht bei dem Begriff der »fünf Wandlungsphasen« mehr die Dynamik zwischen den Dingen im Mittelpunkt.

Statische Betrachtung der fünf Elemente

Die Fünf-Elemente-Lehre entstand im selben Zeitalter wie die Yin-Yang-Theorie aus einer intensiven Beobachtung der Natur, ihrer Abläufe und deren Beschreibung heraus. Deswegen werden die Elemente und ihre Charaktere üblicherweise sehr naturbezogen beschrieben.

Zu den vier Phasen der Yin-Yang-Beziehung kommt noch die Mitte dazu. Dies lässt sich am besten am Beispiel eines Kompasses erklären. Die Linien nach Norden, Süden, Osten und Westen sind über einen festen Standpunkt klar definiert. Wenn ich meinen Standpunkt ändere, zeigt die Kompassnadel zwar immer noch zu dem magnetischen Norden, von oben betrachtet aber haben sich die Linien etwas verschoben. Der eigene Standpunkt hat also etwas mit den Verbindungslinien in die vier Himmelsrichtungen zu tun. Kennt man den genauen Verlauf der von Norden nach Süden und von Osten nach Westen verlaufenden Verbindungslinien, ist der Schnittpunkt und damit der eigene Standpunkt exakt festgelegt. In diesem Schnittpunkt vereinen sich die Qualitäten aller vier Himmelsrichtungen.

Die fünf Elemente der TCM sind Holz, Feuer, Erde, Metall und Wasser. Die Grafik zeigt sie in einer statischen Situation und damit den vollständig ausgeglichenen Zustand. In der Mitte ist die Erde. Dieser Punkt beherbergt Aspekte aller vier anderen Elemente und ist neutral. Die beiden Yang-Anteile, also Süden und Osten, und die beiden Yin-Anteile, also Norden und Westen, sind im Gleichgewicht. Der Süden wird dem Element Feuer, der Osten dem Holz, der Norden dem Wasser und der Westen dem Metall zugeordnet.

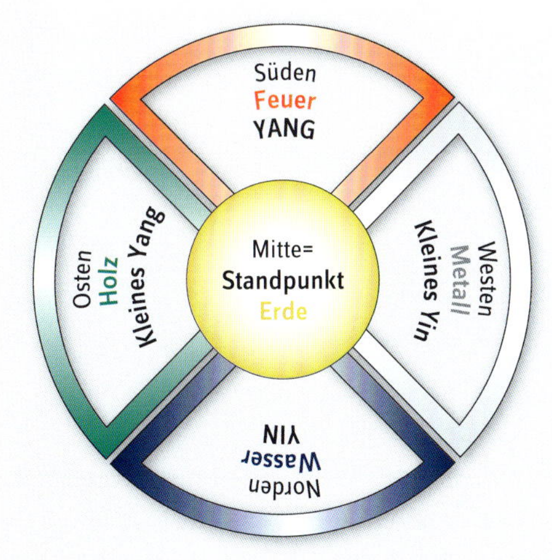

Abb. 55 Statische Sicht der Wandlungsphasen

Mit den fünf Elementen können wie mit Yin und Yang alle Dinge und Erscheinungen in ihrem Verhältnis zueinander beschrieben werden. Das gilt für alles, was den Menschen und seine Umwelt betrifft. Dies ist für Therapeuten bedeutsam, weil ein Ungleichgewicht zwischen den Elementen für Beschwerden verantwortlich sein kann.

Die Tabelle zeigt Entsprechungen der fünf Elemente aus den unterschiedlichsten Bereichen der Natur. Für die Praxis sind die Bezüge zum Menschen besonders wichtig.

Entsprechungen der fünf Elemente

	Holz	Feuer	Erde	Metall	Wasser
Himmelsrichtung	Osten	Süden	Mitte	Westen	Norden
Farbe	Grün	Rot	Gelb	Weiß	Schwarz
Yin-Organ	Leber	Herz	Milz	Lunge	Niere
Yang-Organ	Gallenblase	Dünndarm	Magen	Dickdarm	Harnblase
Gewebe	Sehnen	Blutgefäße	Muskeln	Haut, Haare	Knochen
Körperflüssigkeit	Tränen	Schweiß	Speichel	Schleim	Urin
Sinnesorgan	Auge	Zunge	Mund	Nase	Ohr
Geruch	ranzig	verbrannt	süßlich	verrottet, übel	faulig, eitrig
Geschmack	sauer	bitter	süß	scharf	salzig
Laut	Schreien	Lachen	Singen	Weinen	Stöhnen
Emotion	Zorn	Freude	Grübeln	Traurigkeit	Angst

Der Begriff »Wandlungsphasen« betont den Wandel zwischen den Elementen. In ihrem Kreislauf steht das Element Erde zwischen den Elementen Feuer und Metall. Die Wandlungsphasen sind dynamisch zu sehen. In der Reihenfolge Holz, Feuer, Erde, Metall und Wasser folgen sie zyklisch aufeinander, bedingen sie sich gegenseitig und lösen sich gegenseitig ab, um dann wieder diesem Kreis zu folgen.

Diese fünf Wandlungsphasen treten in physiologischer Hinsicht auf verschiedene Weise in Kontakt und Austausch miteinander. Beschrieben werden diese Zusammenhänge mit Kreislauf der Förderung und im Kreislauf der Kontrolle.

Im Folgenden werden die fünf Wandlungsphasen kurz mit ihren aktiven, bewegenden und austauschenden Qualitäten und in ihrem Zusammenwirken aufgeführt. Jede Funktion braucht die anderen, um existieren zu können. Es ist ein Geben und Nehmen, ein Wachsen und Schrumpfen.

- **Holz** ist Yang zugeordnet. Es repräsentiert freies Wachsen, Entfaltung und Ausdehnung in alle Richtungen in Bezug auf alle Funktionen und Beziehungen.
- **Feuer** ist Yang zugeordnet. Typisch für Feuer sind: Hitze verbreiten, nach oben wachsen, Beziehung zu Intellektualität, Geist und Ausstrahlung.
- Die **Erde** steht für die Mitte und vereinigt Yin und Yang in sich. Sie repräsentiert die empfangende Qualität und die sich daraus entwickelnde und wandelnde Stabilität und Mitte im Menschen.
- **Metall** ist Yin zugeordnet. Es hat schützende Aspekte, führt zur Mitte, wirkt senkend und schrumpfend.
- **Wasser** ist Yin zugeordnet. Es ist die Wurzel als Basis für Wachstum, beschreibt das Fließen nach unten und wirkt befeuchtend.

Kreislauf der Förderung

Der Kreislauf der Förderung wird auch Förder- oder Förderungszyklus, Fütterungszyklus, Kreislauf der Unterstützung oder Hervorbringung, Mutter-Kind-Regel oder Mutter-Sohn-Regel genannt. Er beschreibt die Abhängigkeit eines Elements vom Vorherigen, da jedes Element das ihm nachfolgende fördert und in seiner Entwicklung unterstützt: Das Metall fördert das Wasser. Das Wasser fördert das Holz. Das Holz fördert das Feuer. Das Feuer fördert die Erde und die Erde fördert wiederum das Metall.

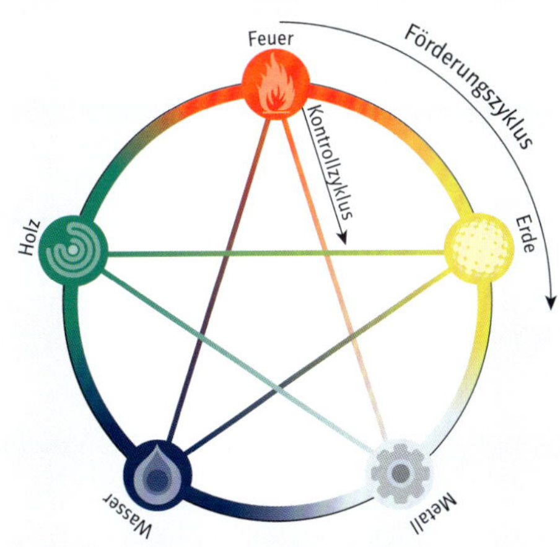

Abb. 56 Förderungs- und Kontrollzyklus der fünf Wandlungsphasen

Plastischer wird dieses sehr vereinfachte kybernetische Modell aus der Natur als Bild: Das Wasser fördert das Wachstum von Bäumen und damit Holz. Das Holz fördert das Feuer als Brennstoff. Das Feuer bereichert mit der Asche die Erde. Die Erde kann sich über lange Zeit zu Metallen und Mineralien verdichten. Und das Metall kann das Grundwasser mit lebenswichtigen Mineralstoffen anreichern. Danach beginnt der Kreislauf wieder von vorne.

Kreislauf der Kontrolle

Der Kreislauf der Kontrolle wird auch Kontrollzyklus oder Großmutter-Enkel-Regel genannt. Er beschreibt, wie jedes Element als »Großmutter« das Element, das im Zyklus zwei Positionen nach ihm steht (Enkel), wohlwollend kontrolliert.

Das Metall kontrolliert das Holz. Das Holz kontrolliert die Erde. Die Erde kontrolliert das Wasser. Das Wasser kontrolliert das Feuer. Das Feuer kontrolliert das Metall. Danach beginnt dieser Reigen wieder von vorne.

Die Axt/Metall kann den Baum/Holz kürzen und formen, wie z. B. einzelne junge überschießende Triebe beschneiden, damit der gesamte Baum die Kraft nutzen kann. Die Wurzeln des Baumes dringen in die Erde ein und können diese so kontrollieren und vor Erosion schützen. Die Erde kann durch ihre Beschaffenheit, z. B. in Form von Lehmschichten, den Fluss des Wassers im Boden lenken oder das Wasser mit Mineralien anreichern und so seinen Charakter verändern. Ein Feuer kann mit Wasser eingedämmt oder gelöscht werden. Ein langsam brennendes Feuer lebt länger. In sehr heißem Feuer oder Glut kann Metall geformt, verarbeitet und veredelt werden.

Bringt man beide Kreisläufe zusammen, entsteht ein sehr komplexes kybernetisches Modell, wie wir es aus der Schulmedizin z. B. für die Regulation von Herzschlag oder Körpertemperatur kennen. So kann Wasser das Wachstum eines Baums und des Holzes fördern. Das Holz/Baum wiederum kontrolliert die Erde mit seinen durchdringenden Wurzeln. Die Erde kontrolliert den Wasserfluss, der dem Holz/Baum zufließt und es fördert. So können sich die Elemente auf vielen Wegen gegenseitig beeinflussen und regulieren. Über Rückkopplungen wirkt dabei jedes Element letztendlich auch wieder auf sich selbst.

Meridiane

Meridiane sind Verbindungslinien zwischen Akupunkturpunkten, durch die Energie fließt und die daher auch Energieleitbahnen genannt werden. Die bekanntesten Meridiane sind die zwölf Hauptmeridiane (Hauptleitbahnen) und zwei Sondermeridiane, das Konzeptionsgefäß und das Lenker- oder auch Gouverneursgefäß.

Hauptmeridiane

Die Hauptmeridiane verbinden die Extremitäten und den Kopf mit dem Rumpf und den jeweiligen Organen. Dabei sind die wichtigsten Organe namensgebend für den jeweiligen Hauptmeridian. Die Hauptaufgabe dieser spiegelbildlich im Körper existierenden Meridiane besteht in der Verteilung verschiedener Qi-Arten im Körper. Innerhalb der zwölf Hauptmeridiane unterscheidet man nach ihrem Yin- und Yang-Anteil sechs Yin- und sechs Yang-Meridiane. Die Yin-Meridiane verlaufen von den Zehen zum Rumpf und vom Rumpf zu den Fingern, die Yang-Meridiane von den Fingern zum Gesicht und vom Gesicht zu den Zehen. Jeweils ein Yin- und ein Yang-Meridian bilden ein gekoppeltes Meridianpaar, das zu einem Funktionskreis gehört.

Gekoppelte Meridianpaare	
Yin-Meridian	**Yang-Meridian**
Lungen-Meridian (Lu)	Dickdarm-Meridian (Di)
Milz-Pankreas-Meridian (MP)	Magen-Meridian (Ma)
Herz-Meridian (He)	Dünndarm-Meridian (Dü)
Nieren-Meridian (Ni)	Blasen-Meridian (Bl)
Perikard-Meridian (Pe)	3-Erwärmer (3E)
Leber-Meridian (Le)	Gallenblasen-Meridian (Gb)

Die Menge des fließenden Qi unterliegt einem zirkadianen Rhythmus. Alle 24 Stunden schwillt das Qi in einem bestimmten Meridian an, bis ein rund 2 Stunden dauerndes Maximum erreicht wird. Danach sinkt die Energiemenge wieder bis zum Minimum 12 Stunden später ab, von dem aus der Kreislauf von vorne beginnt. Hieraus leitet sich die Organuhr ab (→ S. 116).

Den Yin-Meridianen sind Speicherorgane, den Yang-Meridianen Hohlorgane zugeordnet. An den Extremitäten verlaufen jeweils drei Yang-Meridiane hinten außen und drei Yin-Meridiane vorne innen. Am Kopf finden sich ebenfalls drei Yang- und Yin-Meridiane.

Man hat schon häufig versucht, den Energiefluss in den Meridianen nach westlich wissenschaftlichem Sinn nachzuweisen. Beispielsweise wurde nach Injektion radioaktiver Substanzen in Akupunkturpunkte die anschließende Ausbreitung dieser Stoffe entlang der Meridiane mit einem Röntgenbild sichtbar gemacht. Die Ergebnisse sind jedoch umstritten. Daneben gibt es in den unterschiedlichsten medizinischen Bereichen Forschungen zur Wirkungsweise der Akupunktur bei bestimmten Erkrankungen sowie Wirkung einzelner Akupunkturpunkte, die zum Teil recht vielversprechend sind.

Symptome und Strukturen/Gewebe

Neben den eingezeichneten Verläufen der Meridiane stehen aus der Erfahrung des Autors beispielhaft Symptome, die über eine Behandlung der Wirbel wie im Buch beschrieben therapierbar sind. Diese Auflistung der Symptome ist nicht abgeschlossen. Es können weitere Symptome behandelt werden, die im Verlauf der Meridiane lokalisiert wurden. Bei den aufgeführten Geweben wie Sehnen, Muskeln, Gelenke, Kapseln, Knochen und Faszien sind chronische Beschwerden gemeint, die immer wiederkehrend und ohne adäquate Auslöser und Kräfte auftreten. Die Leiden können jedoch auch initial durch ein Trauma oder eine Verletzung verursacht sein. Unter »chronisch« sind auch akute Symptome zu verstehen, die seit Stunden oder seit wenigen Tage auftreten, die der Patient bei sich schon seit Monaten oder Jahren häufiger erlebt hat. Diese Symptome/Beschwerden können rezidivierende Triggerpoints, Überlastungssyndrome, schlecht verheilende Wunden oder Operationen, Verkalkungen, Keloidisierungen, chronische Impingements, Degenerationen, Durchblutungsverminderungen wie das Raynaud-Syndrom, Arthrosen, chronische Entzündungen (evtl. aus dem rheumatischen Formenkreis), vegetative Symptome, rezidivierende Sehnenreizungen, chronische Parästhesien, Hautverfärbungen, chronische Muskelschwächen, Versteifungen, chronische Schwellungen und Überreizungen sein. Akute, einmalige Verletzungen wie Risse, Schnittverletzungen, Brüche und Überdehnungen/Distorsionen müssen vor Ort mit einer akuten Versorgung, anderen Therapien und allgemeiner Stärkung des Regenerationssystems behandelt werden.

Mit dieser Behandlung werden die energetischen Ursachen von Beschwerden behandelt. Natürlich muss ein Therapeut weitere, verursachende Faktoren wie die Biomechanik vor Ort, somatische Innervation, vegetative Innervation, Muskelketten und entsprechende assoziierte Wirbel beachten und in die Dorn-Therapie einbeziehen. Wie groß die energetische Ursache der Beschwerden ist, kann der Therapeut nur über eine Symptomprovokation (Test), Behandlung und Wiederprovokation (Re-Test) eruieren.

Lungen-Meridian

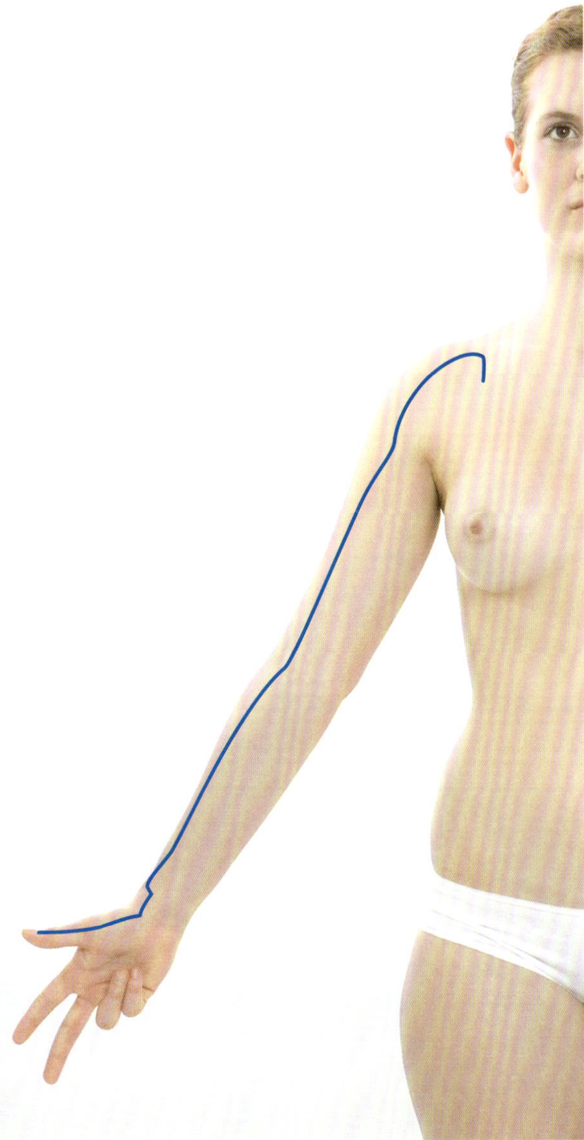

Processus coracoideus kurze Bizeps-Sehnen-Ursprung
Sulcus caput brachii der langen Biceps-Sehne
Impingement
ventraler M. deltoideus

Epicondylitis lateralis/Tennisellenbogen

M. Brachioradialis Triggerpoints
Mm. extensores Unterarm

radiales Handgelenk ventral
Daumensattelgelenk
Rhizarthrose,
Daumengrundgelenk und -endgelenk

Abb. 57 a Verlauf der zwölf Hauptmeridiane

Dickdarm-Meridian

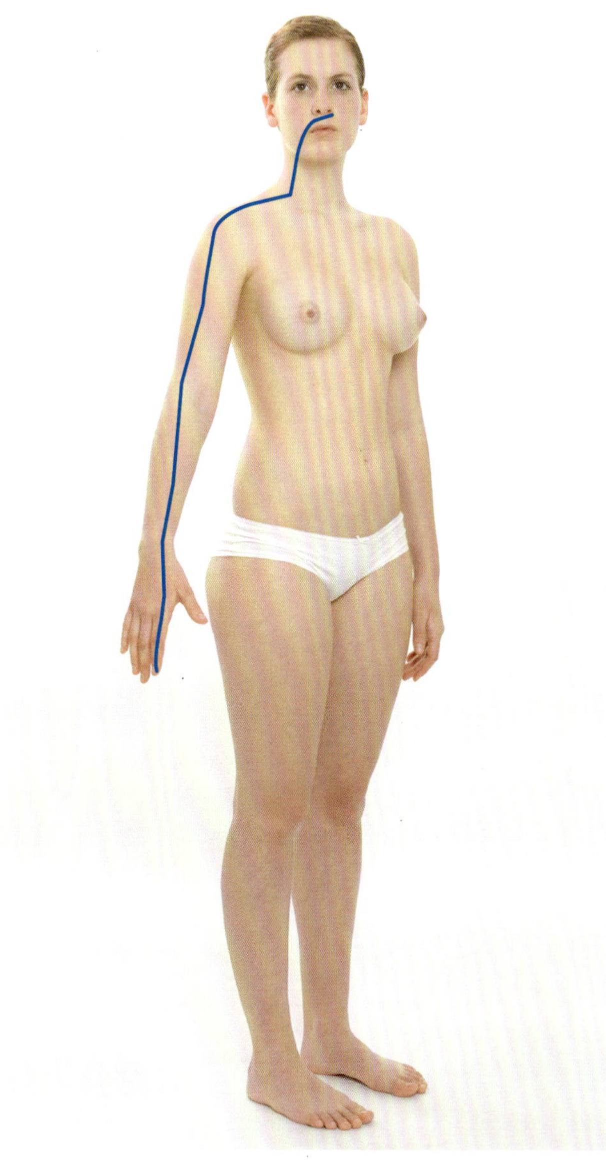

Mittlerer M. sternocleidomastoideus
Triggerpoints
Mm. scalenii
Clavikuloakromiales Gelenk
Rotatorenmanschette
Impingement-Syndrom
Kalkschulter
Schulter lateral
Schultersteife
M. deltoideus pars acromialis bis Ansatz
Epicondylitis lateralis/Tennisellenbogen, (Mm. extensores Unterarm)

radiales Handgelenk dorsal
Nervus radialis
Daumensattelgelenk
Rhiz-Arthrose
Metacarpale 2 + gesamter Zeigefinger

Abb. 57b Verlauf der zwölf Hauptmeridiane

Magen-Meridian

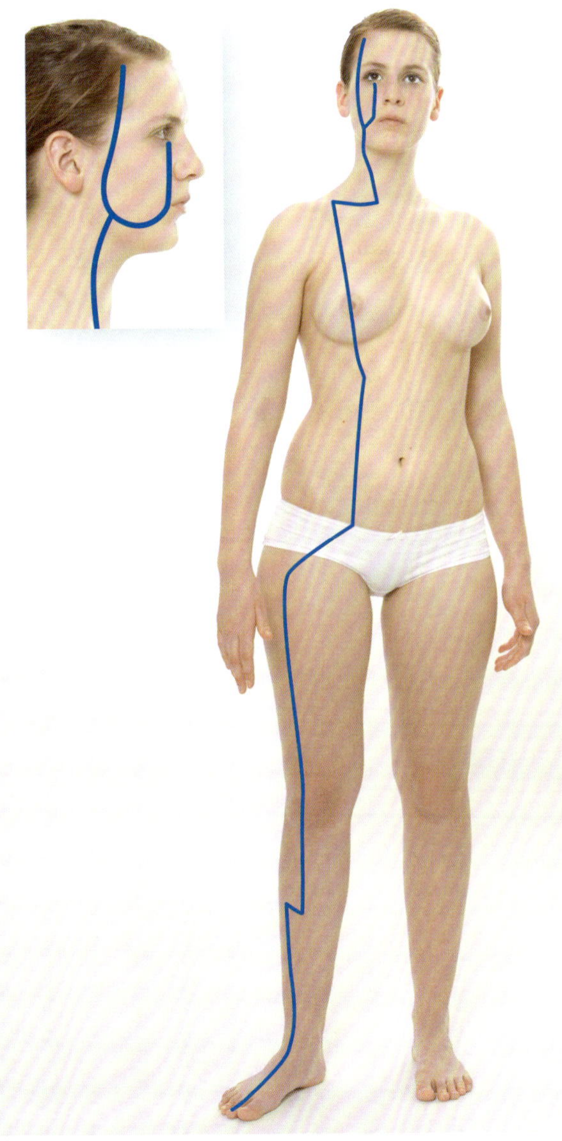

laterale Gesichtshälfte
Nervus Trigeminus-Neuralgie
mandibularis + maxillaris
(Kiefergelenk) Unterkieferwinkel
M. masseter
Mundwinkel-Rhagaden
untere Hälfte des M. sternocleido-mastoideus
Sternoclavikulargelenk
Schlüsselbein/Clavicula

Mammilarlinie + Mammile

Muskulus rectus abdomines

mittige Leistenbeschwerden
Femoroacetabuläres Impingement

M. quadriceps

Kniescheibenarthrose
Patella-Sehnen-Syndrom
Tibiakanten-Syndrom
M. tibialis anterior

mittiges oberes Sprunggelenk
Os Talus,
Fußrücken
2. Metatarsale, 2. Zehe, Hammerzehe

Abb. 57c Verlauf der zwölf Hauptmeridiane

Milz-Pankreas-Meridian

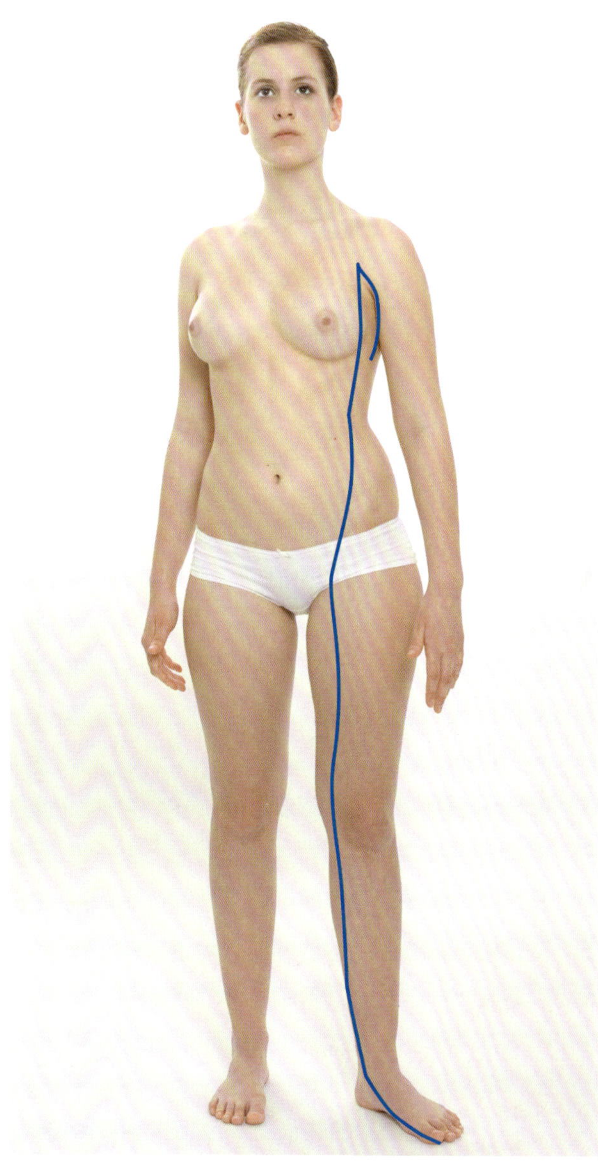

(M. pectoralis)

lateral neben geraden Bauchmuskeln

mittige Leiste

Tibia pes anserinus mit Muskelansätzen (Meniskus medialis)

Malleolus medialis mit ventralem Ligament
Längsgewölbe des Fußes
Fußrist, Großzehgrundgelenk (Gicht, Hallux valgus), Großzehe

Abb. 57d Verlauf der zwölf Hauptmeridiane

Herz-Meridian

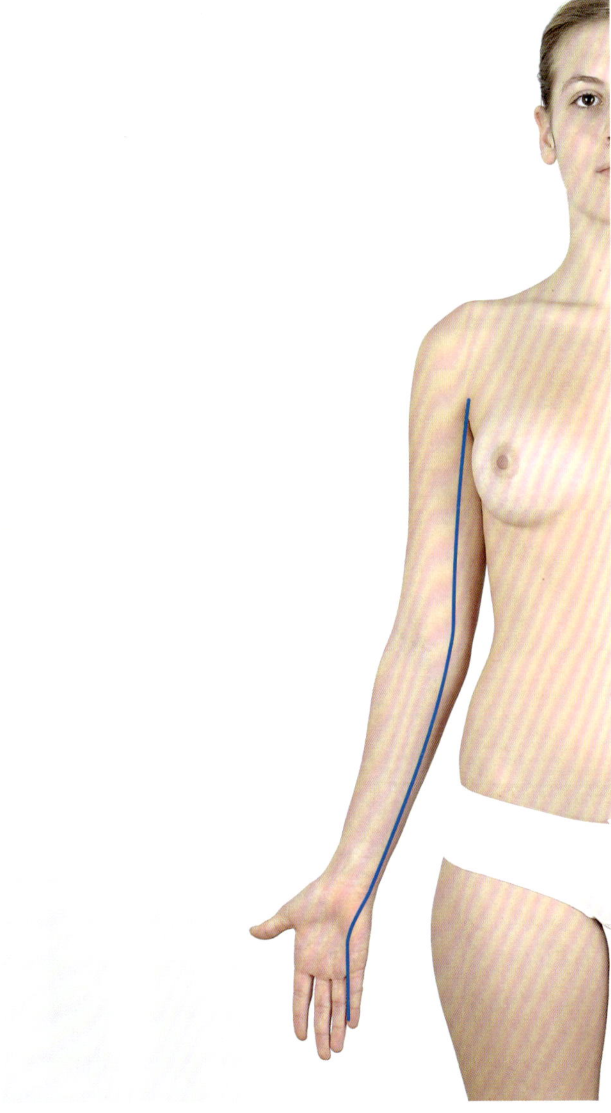

Armachsel innen

Epicondylitis medialis/
Golfer-Ellenbogen

M. flexor carpi ulnaris
(Mm. flexores Unterarm)

ulnares Handgelenk ventral
Nervus ulnaris
Os pisiforme
Metacarpale 5
Kleinfingergrundgelenk
Kleinfinger

Abb. 57e Verlauf der zwölf Hauptmeridiane

Dünndarm-Meridian

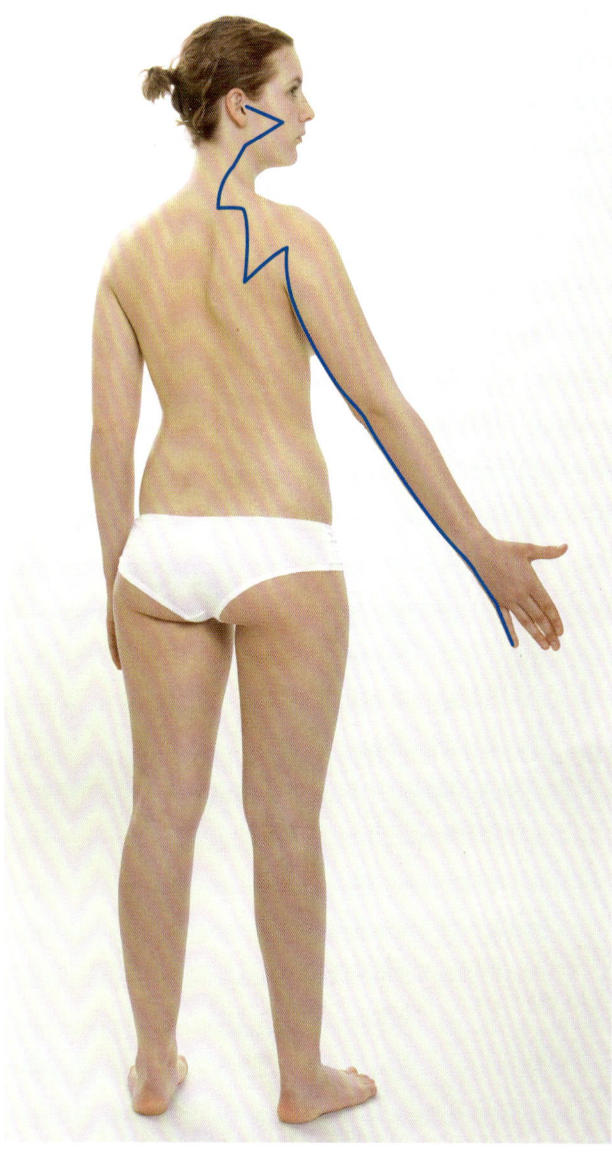

Kiefergelenk
Jochenbeinbogen
Unterkieferwinkel
mittlerer M. sternocleidomastoideus
M. trapezius pars transversus
obere Hälfte Scapula
glenohumerale Arthrose
M. deltoideus pars spinalis
Impingement
M. triceps
Epicondylitis medialis/Golfer-Ellenbogen
Sulcus nervi ulnaris
(Mm. flexores Unterarm)

ulnares Handgelenk dorsal

Handaußenkante
Kleinfingergrundgelenk
Kleinfinger

Abb. 57f Verlauf der zwölf Hauptmeridiane

Blasen-Meridian

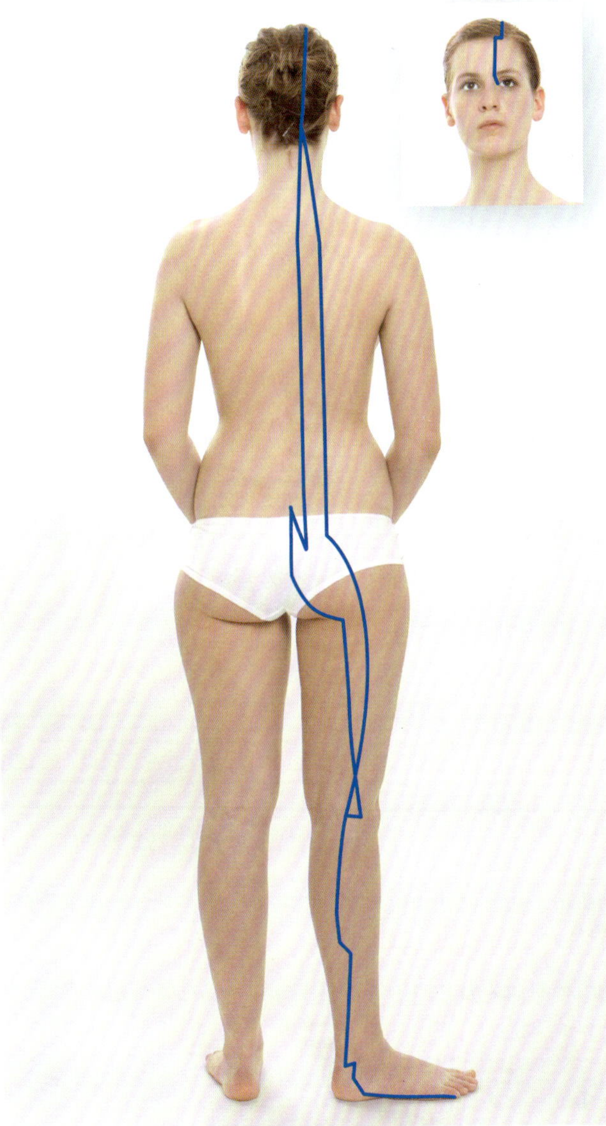

mediane Kopfschmerzen
Nasenwurzel

chronische Nackenbeschwerden

Querfortsätze BWS + LWS
Rippen-Dysfunktionen/Costo-neuralgie
Rückenstrecker
»Bandscheiben«-Problematik

SIG-Symptomatik/Dysfunktion
Kreuzbeinwirbeldysfunktionen
Piriformis-Syndrom
Nervus ischiadicus
M. glutäus
Sitzbeinhöcker

Hamstrings/Mm. ischiokrurale

Baker Zyste

zwischen M. Gastrocnemius-Bäuchen,

Achillodynie
Calcaneus
Malleolus lateralis, Ligamentum Calcaneofibulare, Mm. Fibularis-Sehne (longus + brevis), Fußaußenkante, Kleinzeh-Beschwerden

Abb. 57g Verlauf der zwölf Hauptmeridiane

Nieren-Meridian

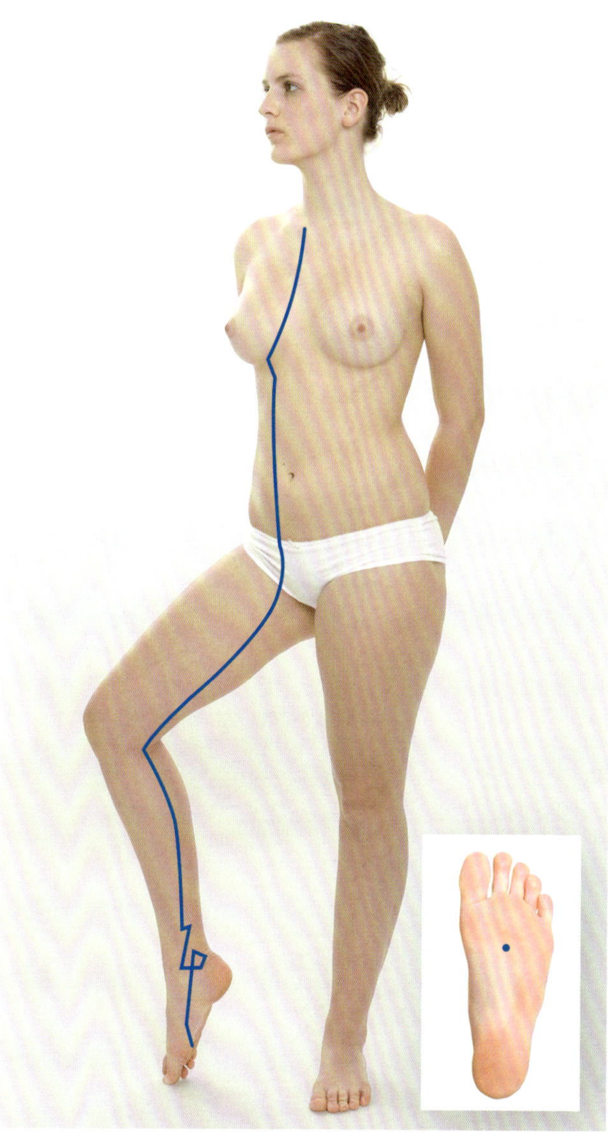

Sternoclavikulargelenk

Brustbein-Rippen-Gelenke (2. – 5.)

M. rectus abdominis/Linea alba

mediales Schambein

Adduktoren-Reizung
dorsaler pes anserinus

mediale Gastrocnemius-Reizung

Achillodynie
Malleolus medialis mit Ligg. deltoideum
Sehnen Mm. Supinatores
Längsgewölbe Fuß
Fasziitis plantaris
2./3. Zehenballen

Abb. 57h Verlauf der zwölf Hauptmeridiane

Perikard-Meridian

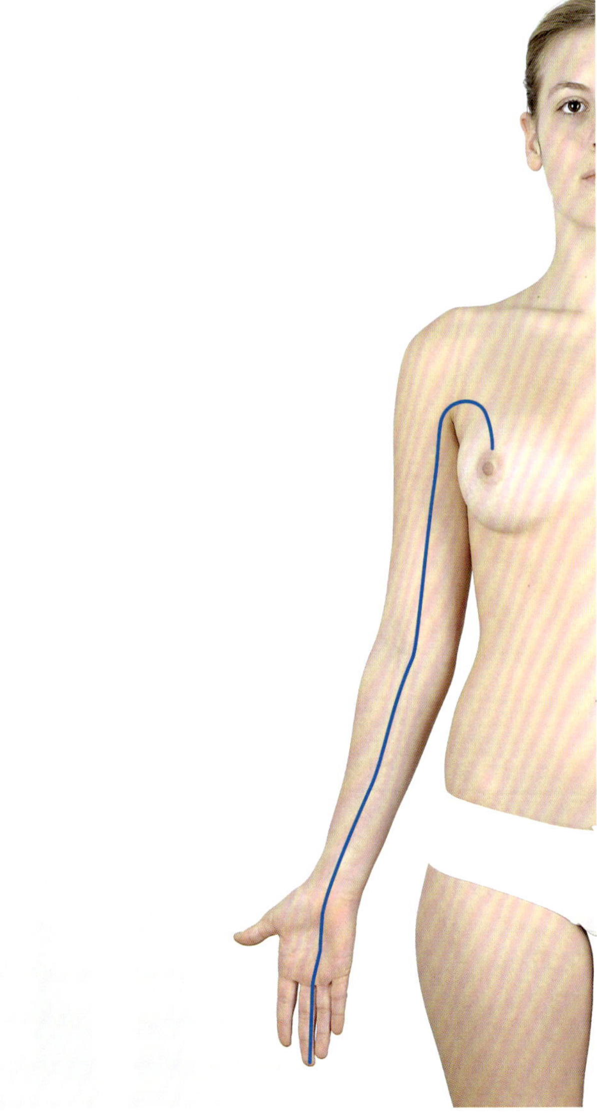

Mm. pectoralis

M. Biceps Muskelbauch und Ansatz

Nervus medianus im Ellenbogen/
Ellenbeuge + Handgelenk

Mm. flexores Unterarm

Karpaltunnel-Syndrom
Os capitatum

Beschwerden mittiges Handgelenk-
palmare Fasziitis/Dupuytren
Mittelfinger

Abb. 57 i Verlauf der zwölf Hauptmeridiane

3-Erwärmer

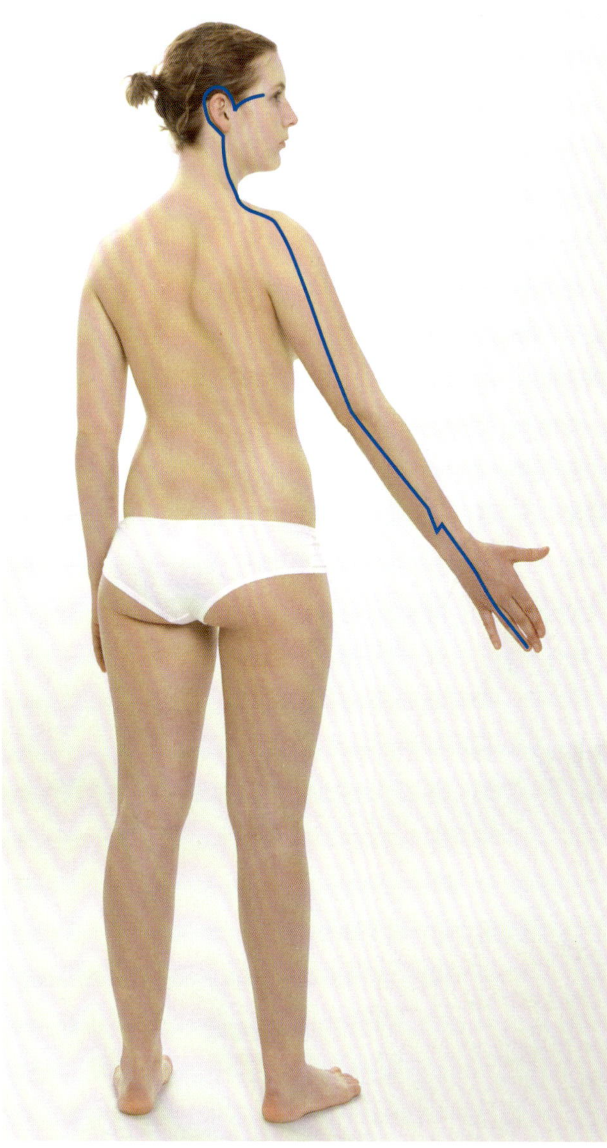

Schläfe, (Kiefergelenk)
ums Ohr herum
Außen- + Mittelohr
Processus mastoideus
lateraler Hals
M. trapezius transversalis
M. supraspinatus-Sehne
Sehnenteilruptur
Rotatorenmanschette
dorsaler M. deltoideus
M. triceps

Olecranon
(Mm. Extensores Unterarm)

Extensorensehnenreizung Handgelenk
Os lunatum + hamatum
Ringfinger

Abb. 57j Verlauf der zwölf Hauptmeridiane

Gallenblasen-Meridian

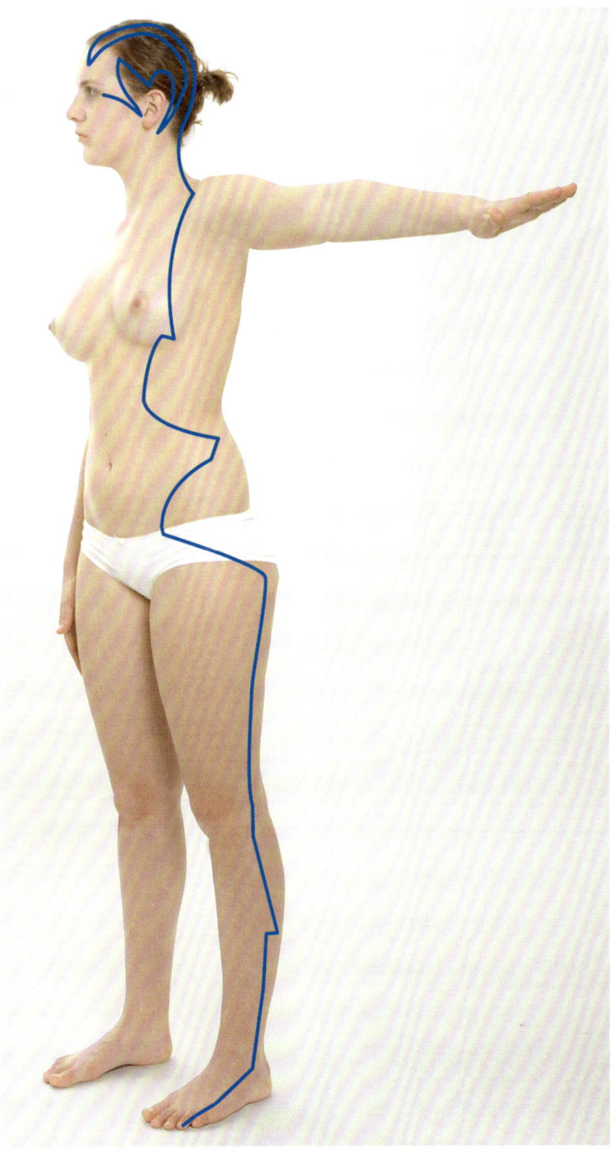

laterale Kopfschmerzen
mittige Stirn
Migräne/Aura-Sehen
(Schläfe)
»äußerer Augenwinkel« Gerstenkorn
Kiefergelenk!, Cran. Mand. Dysf.
Processus mastoideus
laterale Nacken-Verspannungen
Mm. Scaleni
Costoneuralgien

Spitze 12. Rippe
seitlicher Rumpf

Spina iliaca anterior superior
Trochanter major – Hüftgelenk
Femoroacetabuläres Impingement

Tractus iliotibialis Triggerpoints

Knie lateral, Meniskus lateralis
Caput fibulae

Mm. Fibulares/Peronei

Malleolus lateralis
Ligamentum Talofibulare ant.
Fußrücken, 4. Metatarsale, 4. Zehe

Abb. 57k Verlauf der zwölf Hauptmeridiane

Leber-Meridian

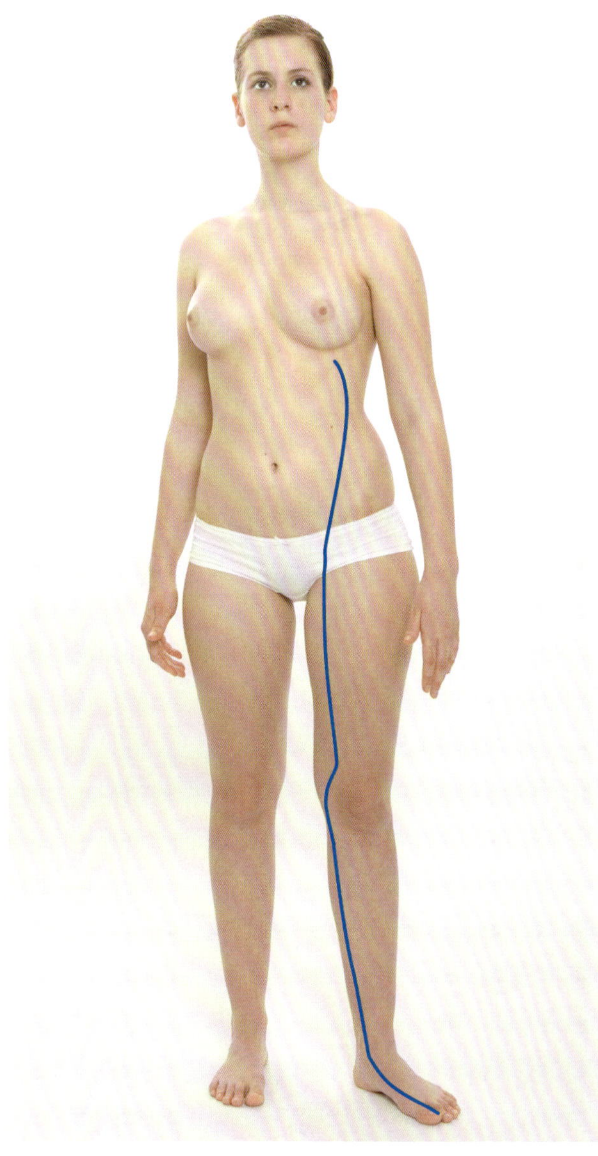

untere Rippen
11. Rippe Spitze
Lateraler Bauchraum

Leistenkanal

innerer Oberschenkel

Meniskus medialis
pes anserinus

innerer Unterschenkel

ventrales oberes Sprunggelenk
Fuß-Rist
Großzehgrundgelenk, Großzehe

Abb. 57l Verlauf der zwölf Hauptmeridiane

Sondermeridiane

Die beiden Sondermeridiane sind das Konzeptionsgefäß (Ren Mai, Ren) und das Gouverneurs- oder Lenkergefäß (Du Mai, Du). Diese gehören zu den acht unpaarigen Meridianen. Das Konzeptionsgefäß ist ein Yin-Meridian, das Gouverneursgefäß ein Yang-Meridian. Das Konzeptionsgefäß verläuft in der Mittellinie ventral von unten nach oben und hat einen vereinenden und stärkenden Einfluss auf alle Yin-Bereiche im Körper. Das Gouverneursgefäß verläuft in der Mittellinie dorsal von unten nach oben und wirkt vereinend und stärkend auf alle Yang-Bereiche.

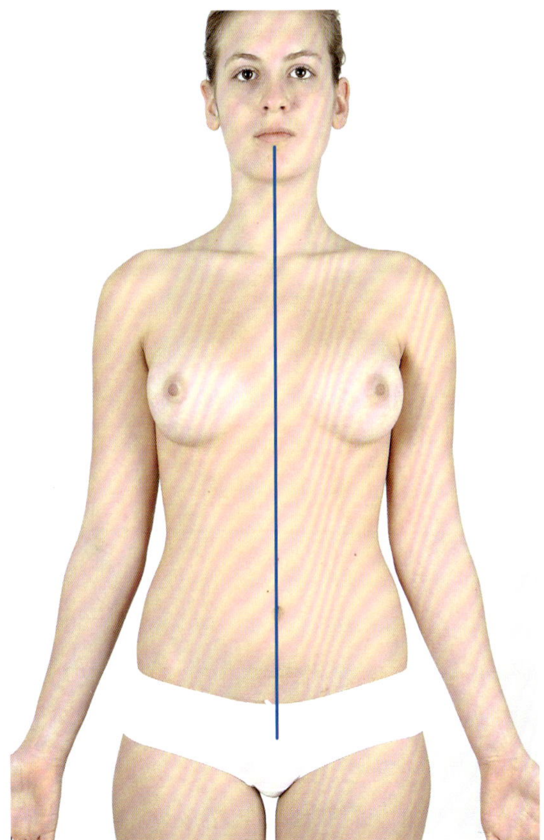

Abb. 58 Konzeptionsgefäß

Darüber hinaus kennt man noch zehn weitere Sondermeridiane, zwölf tendinomuskuläre Meridiane, zwölf Hautregionen der Meridiane, acht außerordentliche Meridiane (unpaarige Leitbahnen), 16 Netzgefäße oder Netzleitbahnen mit 15 Durchgangs-Luo-Punkten und kleine Abzweigungen, auf die in diesem Buch nicht weiter eingegangen werden soll.

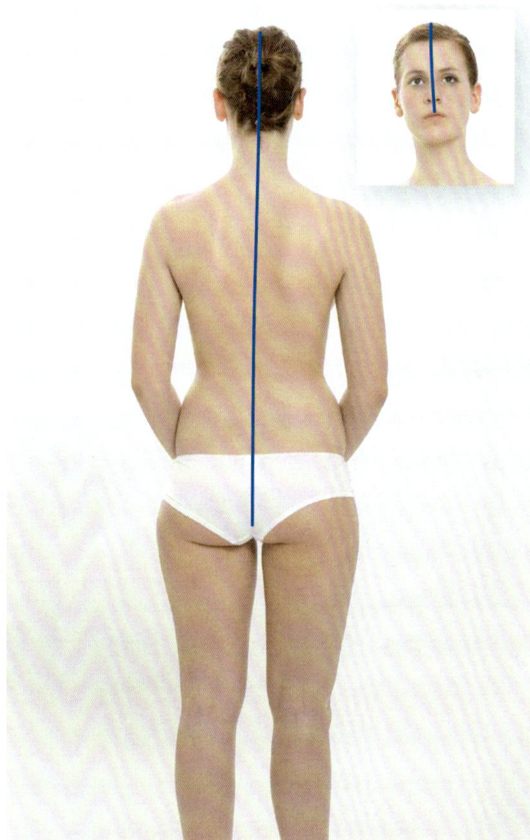

Abb. 59 Gouverneursgefäß

Meridiane in den fünf Wandlungsphasen

Die in den vorherigen Kapiteln beschriebene Yin-Yang-Regel, die fünf Elemente und die zwölf Meridiane greifen ineinander. Gemeinsam ermöglichen sie eine wesentlich spezifischere Beschreibung von Zusammenhängen in der Natur und im Menschen als dies ein einzelnes System könnte. Dabei wird jedes Yin-Yang-Meridianpaar einem der fünf Elemente zugeordnet.

Meridiane und Elemente

Meridianpaar	Element
Lunge/Dickdarm	Metall
Milz-Pankreas/Magen	Erde
Herz/Dünndarm	Feuer
Niere/Blase	Wasser
Perikard/3-Erwärmer	Feuer
Leber/Gallenblase	Holz

Der Perikard-Meridian, auch Kreislauf-Sexus-Meridian (KS) genannt, und 3-Erwärmer werden in dem Fünf-Elemente-System dem gekoppelten Meridianpaar Herz-Dünndarm zugeordnet. Im Sinne der westlichen Medizin gibt es kein Organ, das ihnen direkt zugeordnet wäre. Der Perikard-Meridian, auch als »Schützer des Herzens« bezeichnet, wird dem Herzbeutel zugewiesen. Der 3-Erwärmer koordiniert die inneren Organe sowie die drei »Seen der Energie«. Letztere dienen als Energiereservoir, von dem aus den Meridianen Energie zugeführt werden kann. Beide Meridiane haben ihre wichtige Aufgabe in der Verteilung von unterschiedlichem Qi im Körper und in den anderen Meridianen.

In der TCM wird das Meridianpaar Herz-Dünndarm als »Herrscher des Feuers« und das Meridianpaar Perikard-3-Erwärmer als »Minister des Feuers« bezeichnet. Der Minister führt die Befehle des Herrschers aus – so wie sich der Kaiser nicht mit seinem Hofstaat abgegeben hat und seine Befehle vom Minister an diesen weitergereicht wurden.

Aus den Zuordnungen der Meridiane zu den Elementen und den Kreisläufen der Förderung und Kontrolle ergeben sich direkte Beziehungen der Meridiane zueinander.

Über den Kreislauf der Förderung (Mutter-Sohn-Regel) bestehen folgende Beziehungen zwischen den Meridianen. Die Lunge ist die »Mutter der Niere«. Die Niere ist die »Mutter der Leber«. Die Leber ist die »Mutter des Herzens«. Das Herz ist die »Mutter des Milz-Pankreas«. Milz-Pankreas ist die »Mutter der Lunge«.

Beziehungen im Förderungszyklus	
Mutter (Yin-/Yang-Meridian)	**Sohn (Yin-/Yang-Meridian)**
Lunge/Dickdarm	Niere/Blase
Niere/Blase	Leber/Gallenblase
Leber/Gallenblase	Herz/Dünndarm (Perikard/3-Erwärmer)
Herz/Dünndarm (Perikard/3-Erwärmer)	Milz-Pankreas/Magen
Milz-Pankreas/Magen	Lunge/Dickdarm

Die Meridiane der Yang-Organe Dickdarm, Blase, Gallenblase, Dünndarm und Magen wirken analog wie die ihnen jeweils zugeordneten Yin-Organe aufeinander. Das heißt, der Dickdarm ist die »Mutter der Blase«, die Blase die »Mutter der Gallenblase« usw.

Über den Kreislauf der Kontrolle (Großmutter-Enkel-Regel) ergeben sich weitere Beziehungen der Meridiane zueinander: Die Lunge ist die »Großmutter der Leber«. Die Leber ist die »Großmutter des Milz-Pankreas«. Der Milz-Pankreas ist die »Großmutter der Niere«. Die Niere ist die »Großmutter des Herzens«. Das Herz ist die »Großmutter der Lunge«. Für die dazugehörigen Yang-Organe-Meridiane gelten die Zuordnungen entsprechend, d. h., der Dickdarm ist die »Großmutter der Gallenblase«, die Gallenblase ist die »Großmutter des Magens« usw.

Beziehungen im Kontrollzyklus	
Großmutter (Yin-/Yang-Meridian)	**Enkel (Yin-/Yang-Meridian)**
Lunge/Dickdarm	Leber/Gallenblase
Leber/Gallenblase	Milz-Pankreas/Magen
Milz-Pankreas/Magen	Niere/Blase
Niere/Blase	Herz/Dünndarm (Perikard/3-Erwärmer)
Herz/Dünndarm (Perikard/3-Erwärmer)	Lunge/Dickdarm

Organuhr und Meridiane

Die zwölf Hauptmeridiane haben Zeiten mit maximal und minimal vorhandener Energie. Diese regelmäßigen zirkadianen Zeiten werden auch Maximal- und Minimalzeiten genannt. Die zwölf Meridiane haben jeweils über 2 Stunden einen hohen und 12 Stunden später einen geringen Energiefluss. So ergeben sich die 24 Stunden des Tages. Der maximale Energiefluss beginnt um 3 Uhr beim Lungen-Meridian und läuft entsprechend der Grafik weiter, sodass er nach 24 Stunden wieder von vorne beginnt. Dies lässt sich besonders gut am Bild von Ebbe und Flut veranschaulichen. Ein Meridian nach dem anderen leitet diesen Flut- oder Energie-Fluss zum nachfolgenden weiter. Die gekoppelten Meridianpaare haben nacheinander die energetische Maximalzeit und beim Übergang von einem zum nächsten Paar wird die Flutwelle jeweils von einem Yin- zu einem Yin-Meridian und von einem Yang- zu einem Yang-Meridian weitergeleitet. Dabei werden die Meridiane in der folgenden Reihenfolge durchlaufen: Lunge, Dickdarm, Magen, Milz-Pankreas, Herz, Dünndarm, Blase, Niere, Perikard, 3-Erwärmer, Gallenblase und Leber.

Zu den Zeiten der maximalen Energiefülle in den Meridianen ist die Aktivität der zugeordneten Organe am intensivsten. 12 Stunden später ist in der TCM die geringste physiologische Aktivität des Organs erreicht. Beschwerden zeigen sich häufig während der Minimal- oder Maximalzeiten eines geschwächten Organs. Dieses Wissen kann dem Therapeuten bei Diagnose und Therapie helfen.

Darüber hinaus sind energetische Zusammenhänge zwischen Meridianen bekannt, die sich in der Organuhr gegenüberstehen. Dem Zusammenhang zwischen dem Auftreten von Symptomen zu einer bestimmten Uhrzeit und den entgegengesetzten Meridianen beschreibt die »Mittag-Mitternacht-Regel« (→ S. 129).

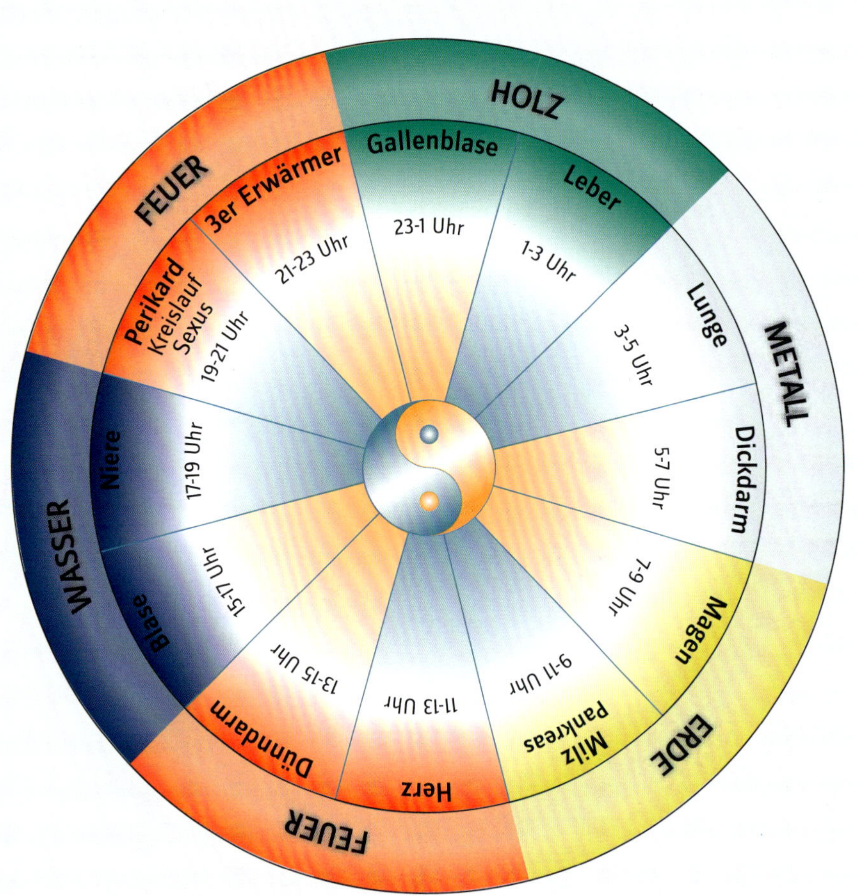

Abb. 60 Organuhr

Meridianumläufe der zwölf Hauptmeridiane

Die wichtigste Aufgabe der zwölf Hauptmeridiane ist die Versorgung des Menschen mit Qi und die Verbindung der Extremitäten und des Kopfs mit dem Rumpf. Sie gewährleisten auf harmonische und rhythmische Weise den Energiefluss und die Energieversorgung, so wie es die Organuhr mit den Maximal- und Minimalzeiten zeigt. Jeweils vier in der Organuhr hintereinander angeordnete Meridiane bilden mit ihren Leitbahnen einen vollständigen Kreislauf durch den Körper mit Arm, Kopf, Bein und Rumpf. Dieser wird als ein Meridianumlauf bezeichnet.

- Der erste Meridianumlauf beginnt mit dem Lungen-Meridian (Lu) und setzt sich mit Dickdarm-Meridian (Di), Magen-Meridian (Ma) und Milz-Pankreas-Meridian (MP) fort. Er beginnt um 3 Uhr an der Brust und endet dort wieder um 11 Uhr.
- Der zweite Meridianumlauf durchläuft den Herz-Meridian (He), Dünndarm-Meridian (Dü), Blasen-Meridian (Bl) und Nieren-Meridian (Ni). Er beginnt um 11 Uhr an der Brust und endet dort wieder um 19 Uhr.
- Der dritte Meridianumlauf beginnt mit dem Perikard-Meridian (Pe) und durchläuft dann 3-Erwärmer (3E), Gallenblasen- (Gb) und Leber-Meridian (Le). Er beginnt um 19 Uhr an der Brust und endet dort um 3 Uhr.

Die drei Meridianumläufe beginnen jeweils an der Brust mit einem Yin-Meridian, der zu einem Finger führt. Dann geht es über den gekoppelten Yang-Meridian zum Kopf. Der folgende Meridian ist wieder ein Yang-Meridian. Durch diesen – sogenannten paarigen Yang-Meridian – fließt die Energie zu den Zehen. Am Fuß wird zu dem gekoppelten Yin-Meridian übergeleitet und verläuft wieder zur Brust, wo der nächste Meridianumlauf beginnt. Dabei ist der erste Meridianumlauf vorne (ventral), der zweite hinten (dorsal) und der dritte mittig (medial) positioniert.

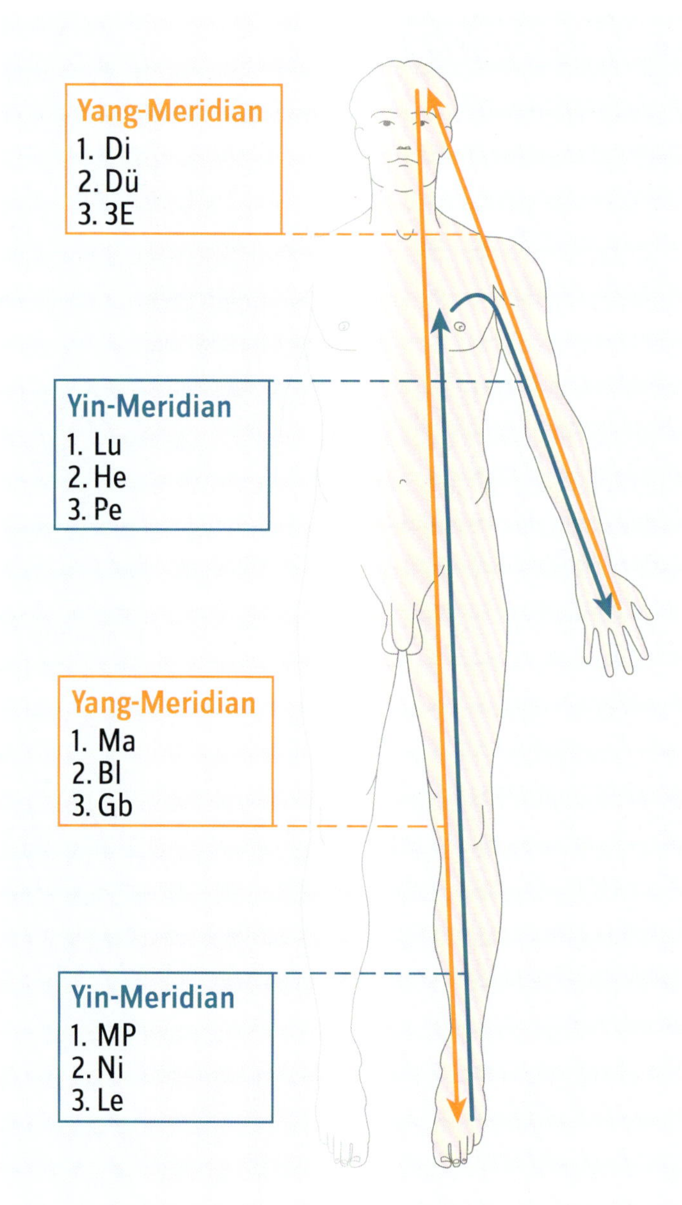

Abb. 61 Meridianumläufe der Hauptmeridiane

Paarige Yin-Yin- oder Yang-Yang-Meridiane sind solche, die an Armen und Beinen die gleiche Lage sowie dieselbe Qualität oder Polarität haben. Ein Beispiel hierfür wären die beiden Yin-Meridiane Lungen- und Milz-Pankreas-Meridian, die im ersten Meridianumlauf beide vorne verlaufen: der Lungen-Meridian vorne am Arm, der Milz-Pankreas-Meridian vorne am Bein. Bei der Zuordnung dieser paarigen Meridiane spricht man von »Achsen-« oder »**Schichtverbindung**« oder von der »Oben-Unten-Regel«.

Die Tabelle zeigt die paarigen Meridiane. In Klammern ist jeweils ihr chinesischer Name angegeben.

Schichtverbindung der Meridiane		
Umlauf	**Paarige Yin-Meridiane**	**Paarige Yang-Meridiane**
1. Umlauf (ventral verlaufend)	Lunge, Milz-Pankreas (Taiyin)	Dickdarm, Magen (Yangming)
2. Umlauf (dorsal verlaufend)	Herz, Niere (Shaoyin)	Dünndarm, Blase (Taiyang)
3. Umlauf (medial verlaufend)	Perikard, Leber (Jueyin)	3-Erwärmer, Gallenblase (Shaoyang)

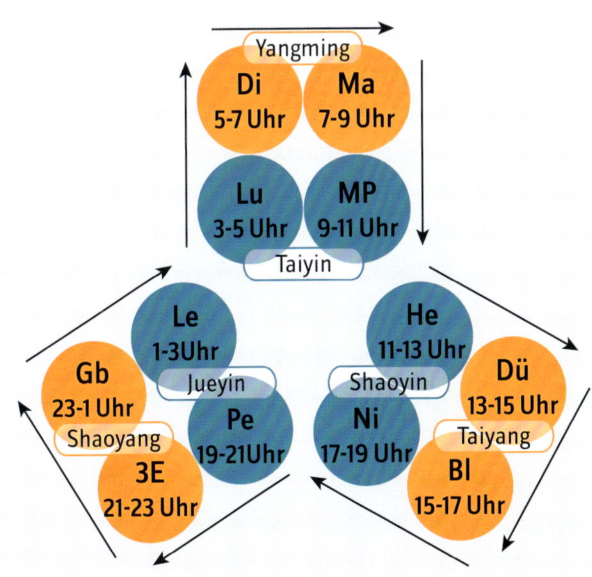

Abb. 62 Meridianumläufe im Ablauf der Organuhr

Die Verbindung zwischen paarigen Meridianen wird in der Akupunktur zur Wirkungsverstärkung einer Nadelung in einem Meridian verwendet. Dazu wird zusätzlich der paarige Yin- oder Yang-Meridian an der anderen Extremität genadelt. Wenn z. B. Schultergelenkbeschwerden im Bereich des Dickdarm-Meridians besonders stark ausgeprägt sind, kann der Akupunkteur alternativ oder ergänzend den Magen-Meridian am Hüftgelenk nadeln. Auf diese Weise kann der Therapeut vom Sprunggelenk aus das Handgelenk, vom Kniegelenk aus das Ellenbogengelenk und vom Hüftgelenk aus das Schultergelenk erreichen und umgekehrt.

Dabei korrespondieren folgende Gelenke miteinander:

- Schulter/Hüfte
- Ellenbogen/Kniegelenk
- Handgelenk/oberes Sprunggelenk.

Diese Entsprechungen werden häufig über Kreuz angewendet. Die Nadelung am paarigen Yin- oder Yang-Meridian ist z. B. auch dann sinnvoll, wenn aufgrund einer akuten Reizung oder Entzündung das symptomatische Gelenk nicht direkt behandelt werden soll.

Funktionskreise

Die Funktionskreise zeigen die Zusammengehörigkeit vieler unterschiedlicher Gewebe, Strukturen und Funktionen, die im Menschen vorhanden sind oder von außen auf ihn einwirken. Mit ihrer Hilfe kann ein Therapeut Disharmonien und Krankheitsmuster erkennen und Symptome über die Funktionskreise zueinander in Beziehung setzen. Zu jedem Funktionskreis gehören die Yin- und Yang-Organe, die Meridiane, Emotionen, Gewebe, Jahreszeiten, Sinnesorgane, Sekrete, Farben usw. Namensgebend für die Funktionskreise ist ihr jeweiliges Yin-Organ. Die Tabelle fasst einige wichtige Bezüge zu den Funktionskreisen zusammen:

Funktionskreise und ihre Zuordnungen					
	Lunge	**Milz**	**Herz**	**Niere**	**Leber**
Yin-Organ	Lunge	Milz-Pankreas	Herz	Niere	Leber
Yang-Organ	Dickdarm	Magen	Dünndarm	Blase	Gallenblase
Sinnesorgan	Nase	Mund	Zunge	Ohren	Augen
Gewebeart	Haut	Muskeln, Fett-, Bindegewebe	Blutgefäße	Knochen, Zähne, Nerven	Sehnen, Bänder, Muskeln
Emotion	Sorge, Trauer	Grübeln, Sorgen, Nachdenken	Freude, Lust	Angst, Furcht	Zorn, Wut
Geruch	faulig, übel, verrottet	süßlich	verbrannt	modrig, faulig, eitrig	ranzig
Geschmack	scharf	süß	bitter	salzig	sauer
Äußeres	Körperhaare	Lippen	Gesichtsfarbe	Kopfbehaarung	Nägel
Klimafaktor	Trockenheit	Feuchtigkeit	Hitze, Sommerhitze	Kälte	Wind
Farbe	weiß	gelb	rot	schwarz, dunkel, blau	grün, blaugrün
Element	Metall	Erde	Feuer	Wasser	Holz

Die Meridiane Perikard und 3-Erwärmer werden dabei dem Funktionskreis Herz Dünndarm zugeordnet.

Yin-Organ, Yang-Organ, Sinnesorgan, Gewebeart und äußere Manifestation beziehen sich direkt auf den Körper. Die Faktoren Emotion, Geruch, Geschmack, Klimafaktor und Farbe wirken von innen oder außen auf den Menschen und den jeweiligen Funktionskreis ein oder zeigen Auswirkungen in Physiologie oder Pathologie. All dies kann der Therapeut feststellen, einordnen und so therapeutisch nutzen, indem er z. B. im Rahmen der Diätetik bestimmte Nahrung zur Stärkung eines geschwächten Funktionskreises empfiehlt.

Treten mehrere Aspekte auf, die zu einem Funktionskreis gehören, deutet dies auf ein Ungleichgewicht oder Krankheitsmuster innerhalb dieses Funktionskreises hin.

Pathologie aus Sicht der TCM

Innerhalb der beschriebenen Abläufe bei der energetischen Versorgung der Meridiane und bei den Interaktionen zwischen den Funktionskreisen sind viele Störungen möglich, die Beschwerden nach sich ziehen können. Bei Symptomen in einem Meridian oder Funktionskreis kommen folgende Ursachen infrage:

- Störungen im Funktionskreis selbst
- gestörte Beziehungen der Funktionskreise untereinander
- Störungen von außen.

Mithilfe der TCM sucht der Therapeut nun nach Krankheitsmustern. Ein Hinweis oder Symptom allein ist noch lange nicht ausreichend, um die Ursache zu erkennen. Vielmehr müssen für eine differenzierte Diagnose viele Zusammenhänge und Funktionsrelationen betrachtet werden. Im Folgenden werden die für Dorn-Therapeuten wichtigsten Grundlagen zur Pathologie der TCM beschrieben.

Die TCM kennt sieben innere, sechs äußere und einige weitere Krankheitsfaktoren. Meist treten sie in Kombinationen auf und wirken gemeinsam auf den Menschen und seinen Körper ein. Können sie nicht mehr ausgeglichen werden, manifestiert sich eine Krankheit. Jeder Faktor belastet dabei am deutlichsten die Organe, die ihm gemäß Funktionskreis entsprechen. Bei Schwächung eines Organs kann der jeweilige Faktor leichter und tiefer in den Körper eindringen.

Die inneren Krankheitsfaktoren betreffen die Emotionen. Diese sind Sorge, Trauer, Grübeln, Schock/Schreck, Freude/Lust, Furcht/Angst sowie Zorn/Wut. Bei längerem Bestehen können sie sich direkt auf die Organe auswirken. Umgekehrt entwickeln Menschen mit Beschwerden an einem bestimmten Organ mitunter eine plötzliche Neigung zu entsprechenden Emotionen.

Die äußeren Krankheitsfaktoren betreffen das Klima und Wetter. Die pathogenen Faktoren sind Wind, Kälte, Hitze, Nässe, Feuchtigkeit und Trockenheit. Klimatische Faktoren lösen nur dann eine Krankheit aus, wenn der Körper diese nicht von innen her ausgleichen kann.

Zu den weiteren Krankheitsfaktoren zählen: Ernährungsfehler in Form von zu viel oder zu wenig Nahrung, fehlende Nahrungsbestandteile, Parasiten, äußere Verletzungen, Exzesse in Alkohol und Sexualität, Traumen und Gifte. Heutzutage kommen natürlich weitere

Faktoren wie neue Krankheitserreger, nukleare Strahlung, hochgiftige Chemikalien und weitere dazu.

Pathogen werden diese drei Krankheitsfaktoren meist erst, wenn sie länger anhalten und wirken. In einem ausgewogenen Maß gehören sie zum Leben dazu. Dieses Maß ist jedoch bei jedem Menschen anders und jeder reagiert in einer anderen Weise auf diese Faktoren. Diese unterschiedlichen Konstitutionstypen haben bestimmte Muster von auslösenden Faktoren und entwickeln dadurch verschiedene Dysregulationen und Beschwerden.

Die Diagnose wird in der TCM mit folgenden Methoden erarbeitet:

- Anamnese
- allgemeine Inspektion
- spezielle Inspektion: Gesichts- und Zungendiagnostik
- Auskultation
- Olfaktion
- Palpation
- Pulstastung.

Die Differenzialdiagnose wird anhand von acht Leitkriterien erstellt. Dies sind Yin, Yang, Innen, Außen, Kälte, Hitze, Leere und Fülle.

Qi

Die verschiedenen in der TCM bekannten Energien sind an sich nicht pathologisch. Nur wenn sie unausgeglichen sind, können sie zu Krankheiten führen. Haben einzelne Bereichen zu viel oder zu wenig Energie, kann dies auf bestehende Krankheitsmuster hinweisen. Allerdings reagiert ein Organismus immer wie ein Pendel. Solange nach einem Ausschlag in eine Richtung ein Ausschlag zur anderen als Regulation folgt, kann dies physiologisch sein. Auch hier gibt es je nach Konstitution große Unterschiede.

Energiefülle und -leere

Zur Feststellung einer Energiefülle oder -leere betrachtet der Therapeut den Energiefluss und Energiestatus im Menschen und seinen Funktionskreisen. Dazu vergleicht er die Energie im gesamten Menschen mit all seinen Funktionskreisen und sucht nach Disharmonien. Natürlich führt nicht jede kurzfristige Energiefülle oder -leere zu einer Krankheit. Bedeutsam sind länger bestehende Ungleichgewichte, welche die TCM auszugleichen versucht. Während manche Techniken den Energiefluss innerhalb des Körpers ausgleichen, wirken zu- oder ableitende Maßnahmen von außen auf die Energie ein. Eine totale Fülle oder Leere ist mit dem Leben nicht vereinbar.

Yin und Yang

Yin und Yang beschreiben die Balance von gegensätzlichen Dingen oder Funktionen, die sich gegenseitig bedingen und ausgleichen. Sie können aber auch das Gleichgewicht in einem lebendigen Prozess, eine gegenseitige Befruchtung und Förderung und sogar Abhängigkeit beschreiben. Die gesamte Welt wird in eine polare Relation gesetzt. Wenn einer dieser Anteile im Menschen langfristig überwiegt, deutet dies auf ein Krankheitsmuster hin. Bei der Therapie wird vereinfacht gesagt das Schwächere unterstützt und gefördert. Wenn dies nicht funktioniert, wird das Stärkere verringert oder zurückgedrängt (→ S. 91, ▶ Abb. 53).

Ein Beispiel wäre das Überwiegen von Yin im Vergleich zu Yang in einer Funktion. Dies ist eine relative Aussage, da ein verstärktes Yin oder ein abgeschwächtes Yang vorliegen kann. Hat ein Patient z. B. Füllebeschwerden im Leber-Meridian und seinem Funktionskreis so kann die Ursache hierfür im Funktionskreis Leber (Yin) oder im gekoppelten Funktionskreis Gallenblase (Yang) liegen. Zunächst wird in diesem Fall mit speziellen Techniken geklärt, ob ein zu starkes Yin das Yang schwächt oder ob das Yang durch andere Ursachen geschwächt ist. Entsprechend wird in einer differenzierten Therapie ein verstärktes Yin gedämpft oder ein abgeschwächtes Yang gestärkt werden.

Fünf-Elemente-Lehre

Die fünf Wandlungsphasen können sich gemäß dem Kreislauf der Förderung (→ S. 97) und der Kontrolle (→ S. 3) auf verschiedene Weisen pathologisch beeinflussen. Aufgabe des Therapeuten ist es daher, herauszufinden, welche Störungen in diesem kybernetischen System letztendlich zu den Beschwerden führen. Um die komplexen Zusammenhänge aufzudecken, sollte der Therapeut möglichst viele pathologische Befunde und Einzelsymptome erheben. Ziel ist es, die primäre Schädigung ausfindig zu machen, um sie dann therapeutisch aufzulösen.

Kreislauf der Förderung in Dysfunktion

Bei pathologischen Veränderungen bleibt die Flussrichtung der Energie im Kreislauf der Förderung (Mutter-Kind-Regel, → S. 97) immer dieselbe wie im gesunden Zustand. Störungen entstehen, wenn sich Elemente gegenseitig derart verstärken oder abschwächen, dass das physiologische Gefüge zwischen ihnen und im gesamten Menschen aus dem Gleichgewicht gebracht wird. Dadurch kann es zu einer Stase im Energiefluss kommen, infolge derer Bereiche von Fülle und Leere entstehen. Der Kreislauf der Förderung kann auf zwei Arten pathologisch verändert sein:

Einerseits kann das eigentlich unterstützende oder fördernde Element zu stark sein, sodass das nachfolgende erdrückt wird. Das Erdrücken stört die physiologische Weitergabe von Energie zwischen zwei Elementen. Das geförderte Element ist mit der Menge der ankommenden Energie überfordert. Das Metall erdrückt das Wasser, das Wasser erdrückt das Holz usw. Die im Verhältnis zu große Stärke des Mutter-Elements kann einerseits im fördernden Element selbst als auch in der Schwäche des geförderten Elements (Kind) liegen. Eine zu starke Mutter gibt zu viel Energie weiter – ein schwaches Kind kann mit der ankommenden Menge Energie nicht umgehen, weil es pathologisch von außen oder innen geschwächt ist. Hier kommen die Relationsbeziehungen wie im Kapitel Energiefülle und -leere beschrieben zum Tragen (→ S. 88).

Andererseits kann sich die Beziehung (nicht der Energiefluss!) im Förderungszyklus umdrehen, sodass das Kind die Mutter beherrscht. Das Beherrschen ist eine Abweichung von der physiologischen Funktion der Weitergabe von Energie zwischen zwei Elementen. Das fördernde Element ist durch die Menge der geforderten Energie überfordert. Das Wasser beherrscht das Metall, das Holz beherrscht das Wasser usw. Die in Relation zur Mutter zu große Stärke des Kind-Elementes kann im geförderten Element selbst oder in der Schwäche des fördernden Elements (Mutter) liegen. Ein zu starkes Kind nimmt zu viel Energie und schwächt dadurch die Mutter. Andererseits gibt eine schwache Mutter zu wenig Energie weiter, weil sie pathologisch von außen oder innen geschwächt ist. Auch hier sind die Relationsbeziehungen von Energiefülle zu -leere entscheidend.

Kreislauf der Kontrolle in Dysfunktion

Wenn der Kreislauf der Kontrolle (Großmutter-Enkel-Regel, → S. 98) pathologisch verändert ist, fließt die Energie zwar nach wie vor in die gleiche Richtung, doch werden Elemente in ihrem Verhältnis zueinander verstärkt oder abgeschwächt. Dadurch gerät das physiologische Gefüge zweier Elemente zueinander und im ganzen Menschen aus dem

Gleichgewicht. Wie beim Kreislauf der Förderung führt eine Stase im Energiefluss in bestimmten Bereichen zu Fülle und Leere. Zwei Störungen im Verhältnis von Großmutter- zu Enkel-Element sind möglich:

Auf der einen Seite kann das kontrollierende Element (Großmutter) zu stark sein, sodass das nachfolgende Element (Enkel) überkontrolliert wird. Das stört die Weitergabe von Energie zwischen den beiden Elementen. Das kontrollierte Element ist mit der Menge der ankommenden Energie überfordert. Das Metall überkontrolliert das Holz, das Holz überkontrolliert die Erde usw. Die im Verhältnis zu große Stärke des Großmutter-Elements kann im kontrollierenden Element selbst oder auch in der Schwäche des kontrollierten Elements (Enkel) liegen. Eine zu starke Großmutter gibt zu viel Energie weiter oder ein schwacher Enkel kann mit der ankommenden Menge Energie nicht umgehen, weil er krankhaft geschwächt ist. Auch hier kommt das Verhältnis von Energiefülle und -leere zum Tragen (→ S. 88).

Auf der anderen Seite kann sich die Beziehung im Kontrollzyklus umdrehen, so dass das Enkel-Element die Großmutter überwältigt. Dies ist pathologisch und stört den Energiefluss zwischen den beiden Elementen. Das kontrollierende Element ist durch die Menge der geforderten Energie überfordert. Das Metall überwältigt das Feuer, das Feuer überwältigt das Wasser usw. Die zu große Stärke des Enkel-Elements im Verhältnis zur Großmutter kann sowohl in einer übermäßigen Stärke des kontrollierten Elements (Enkel) selbst als auch in der Schwäche des kontrollierenden Elements (Großmutter) liegen. Ein zu starker Enkel nimmt zu viel Energie und schwächt dadurch die Großmutter. Oder eine schwache Großmutter gibt zu wenig Energie weiter, weil sie krankhaft geschwächt ist.

Meridiane

Meridiane an sich können nicht pathologisch sein. Beschwerden, die im Meridianverlauf lokalisiert sind, deuten häufig auf die Beteiligung dieses Meridians und seines Funktionskreises (→ S. 122) hin. Entscheidend ist dabei zunächst einmal die Lokalisation und nicht die Art der Beschwerden. Die Lokalisation der Symptome weist zwar auf mögliche Ursachen hin, ist aber nicht hinreichend für die Diagnose. Weitere Anhaltspunkte liefern die acht Leitkriterien → S. 125 und differenzialdiagnostische Untersuchungen.

Bei Beschwerden in einem bestimmten Meridian und dem dazugehörigen Funktionskreis beginnt die Suche sowohl nach Krankheitsfaktoren (→ S. 124) als auch nach gestörten Beziehungen im Förderungs- und Kontrollzyklus.

Wenn beispielsweise ein Symptom im Leber-Meridian auftritt, kann die Ursache im zugehörigen Funktionskreis der Leber selbst oder in einer gestörten Beziehung der Funktionskreise zueinander im Förderungs- und Kontrollzyklus liegen. Für dieses Beispiel gilt:

- Die Leber steht mit der Gallenblase in Yin-Yang-Beziehung (→ S. 99).
- Im Förderungszyklus (→ S. 97) ist der vorherige Funktionskreis die Niere und der nachfolgende Funktionskreis das Herz. Bei Energiefülle-Beschwerden kann zu viel Energie von der Niere kommen oder zu wenig an das Herz weitergegeben worden sein. Und bei Energieleere-Beschwerden kann zu wenig Energie von der Niere kommen oder zu viel an das Herz weitergeben worden sein.
- Im Kontrollzyklus (→ S. 98) ist der vorherige Funktionskreis die Lunge und der nachfolgende Funktionskreis Milz-Pankreas. Bei Energiefülle-Beschwerden kann zu viel Energie von der Lunge kommen oder zu wenig an Milz-Pankreas weitergegeben worden sein. Und bei Energieleere-Beschwerden kann zu wenig Energie von der Lunge kommen oder zu viel an Milz-Pankreas weitergeflossen sein.

Organuhr und Meridiane

Regelmäßig wiederkehrende Symptome, die überwiegend auf ein Organ zurückzuführen sind, können während der Maximal- oder der Minimalzeit auftreten. Treten die Symptome während der Maximalzeit eines Meridians oder Organs auf, lässt dies auf eine energetische Fülle schließen (»Fülle-Syndrom«). Es ist zu viel Energie vorhanden und das führt zu Beschwerden. Treten die Symptome dagegen während der Minimalzeit auf, deutet das auf energetische Leere als Grund für die Beschwerden hin (»Leere-Syndrom«).

Die »Symptomart«, also ob es sich um ein Fülle- oder Leere-Syndrom handelt, gibt zwar über die energetische Situation Auskunft, doch ist hiermit noch keine Diagnose gestellt. Erst wenn die Ursache für die energetische Dysfunktion im Menschen geklärt ist, lassen sich daraus passende therapeutische Interventionen im Rahmen der TCM ableiten.

Darüber hinaus sind energetische Zusammenhänge zwischen den Meridianen der entgegengesetzten Seiten zu beachten. Den Zusammenhang zwischen dem Auftreten von Symptomen zu einer bestimmten Uhrzeit und den entgegengesetzten Meridianen beschreibt die »**Mittag-Mitternacht-Regel**«. Durch Behandlung eines Meridians lässt sich der entgegengesetzte Meridian über einen energetischen Austausch beeinflussen und ein Ungleichgewicht ausgleichen. Ein Beispiel hierfür wären Asthmaanfälle, die regelmäßig zwischen 3 und 5 Uhr morgens auftreten und die über den Lungen-Meridian oder den gegenüberliegenden Blasen-Meridian therapeutisch zugänglich sind. Ebenso können

Schlafstörungen, die immer wieder zur Maximalzeit des Leber-Meridians zwischen 1 und 3 Uhr nachts auftreten, über einen Ausgleich des gegenüber positionierten Dünndarm-Meridians behandelt werden.

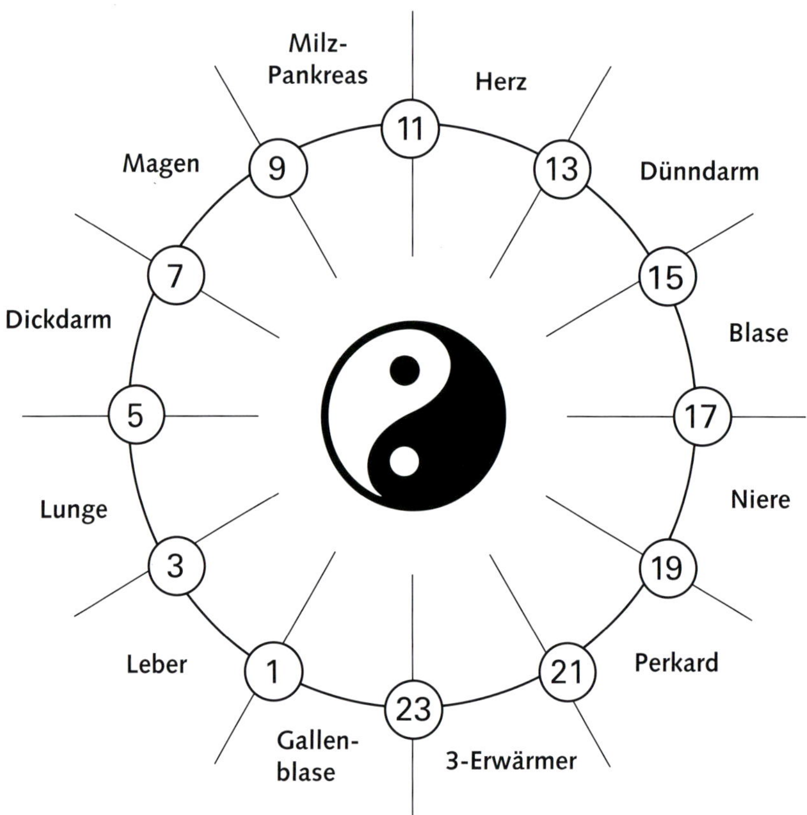

Abb. 63 In der Organuhr gegenüberliegende Meridiane

Meridianumläufe der zwölf Hauptmeridiane

Die drei Meridianumläufe können wie die Meridiane selbst nicht pathologisch sein. Im Meridianverlauf lokalisierte Beschwerden können jedoch auf die Beteiligung dieses Meridians und seines Funktionskreises hindeuten. Über die Meridianumläufe können die Beschwerden auch von dem vorhergehenden oder nachfolgenden Meridian und Funktionskreis verursacht werden.

Über die »**Schichtverbindung**« oder »Oben-Unten-Regel« (→ S. 121) stehen Meridiane zusätzlich energetisch in Verbindung miteinander. Entsprechend können Beschwerden vom paarigen Meridian herrühren und durch gleichzeitige Behandlung dieses Meridians verbessert werden. Treten z. B. Beschwerden im Leber-Meridian auf, kann eine Ursache im paarigen Perikard-Meridian und seinem Funktionskreis liegen. Eine entsprechende Behandlung könnte den Leber-Funktionskreis günstig beeinflussen und so die Beschwerden lindern.

Über die Zusammenhänge von Gelenken an den Extremitäten kann man ein Gelenk auch über die Behandlung des über Kreuz liegenden Gelenks positiv beeinflussen. Treten z. B. im Verlauf des Leber-Meridians Beschwerden am Knie auf, kann eine Behandlung des Ellenbogengelenks auf der anderen Seite im Verlauf des Perikard-Meridians hilfreich sein.

Funktionskreise

Auch die Funktionskreise (→ S. 122) können zur Diagnose und Therapie herangezogen werden. Dazu werden die bestehenden Beschwerden in Relation gesetzt und auf dieser Basis nach den Ursachen geforscht. Bei Symptomen in einem Funktionskreis kann dies über Beschwerden in anderen Funktionskreisen über die Beziehungen der Funktionskreise zueinander, z. B. die Mutter-Sohn-Regel, präzisiert werden.

Umgekehrt bieten sich weitere Interventionsmöglichkeiten, wenn klar ist, welcher Funktionskreis hinter einem Problem steckt. Bei Beschwerden im Leber-Funktionskreis z. B. gehören die Leber und die Gallenblase dazu. Eine Organ- und Blutuntersuchung sowie Urin und Stuhl liefern wertvolle Hinweise auf die Struktur und Funktion dieser Organe. Beschwerden im Verlauf von Leber- und Gallenblasen-Meridian können einen ersten Hinweis auf Störungen dieser Organe geben. Aber auch Probleme an den Augen als zughörige Sinnesorgane, an Sehnen, Bändern und Muskeln als assoziierte Gewebe, an den Nägeln als äußere Manifestation sowie Zorn und Wut als zugehörige Emotion deuten auf den Funktionskreis Leber hin. In Verbindung mit dem Funktionskreis Leber stehen darüber hinaus ein ranziger Geruch, ein saurer Geschmack, der Klimafaktor Wind und die Farben Grün und Blaugrün. Bei der genauen Zuordnung kann die Tabelle auf S. 134 weiterhelfen.

In all diesen Bereichen können Beschwerden auftreten. Ebenso kann mit und in diesen behandelt werden, um vorhandene Beschwerden zu therapieren.

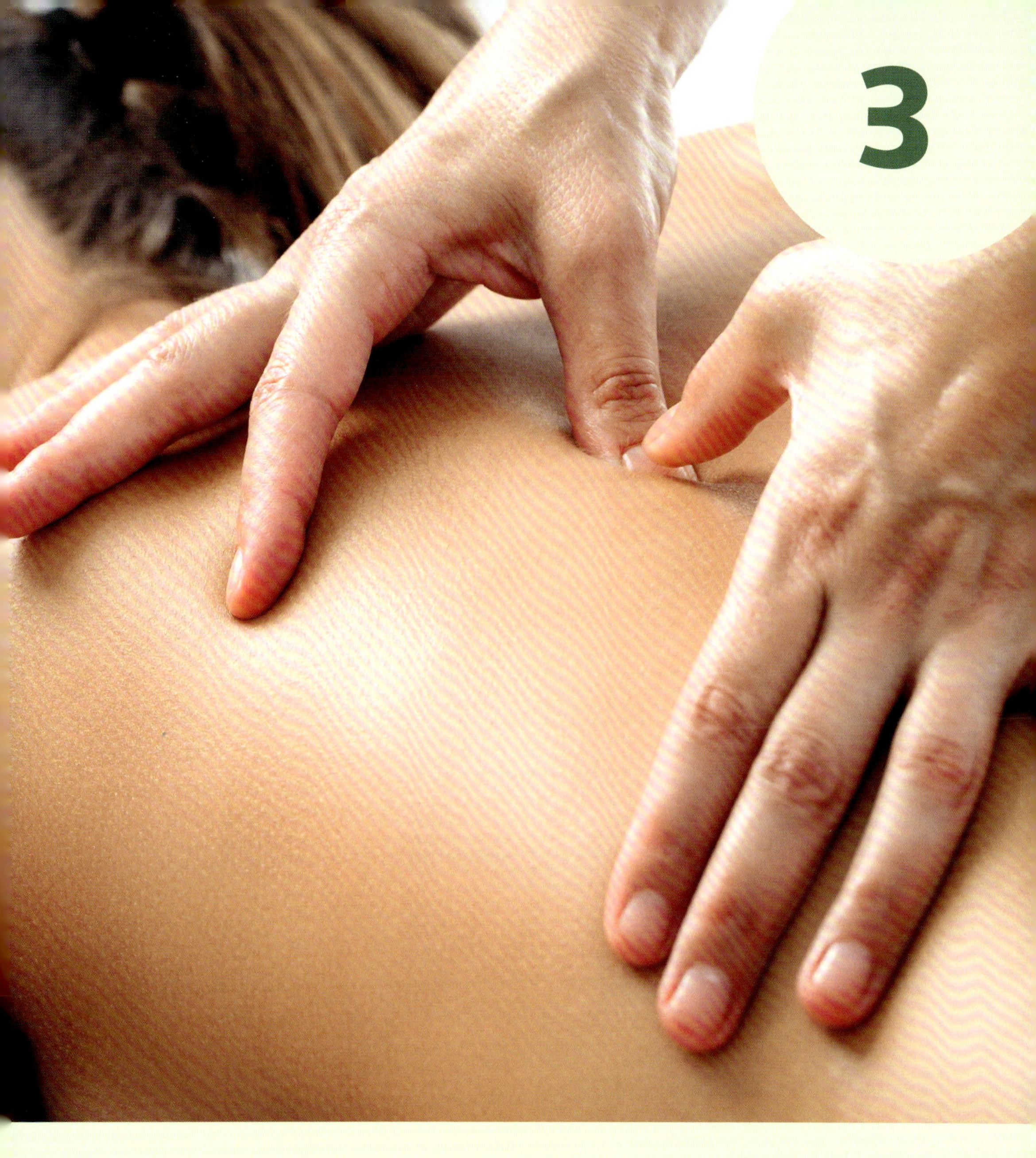

3

Verbindung von Dorn-Therapie und TCM

Dieses Kapitel verschafft einen Überblick darüber, wie sich Teile der TCM therapeutisch sinnvoll in die Dorn-Therapie integrieren lassen. Auch wenn die beiden traditionellen Medizinkonzepte in unterschiedlichen Regionen der Welt entstanden sind, ergänzen sie sich sehr gut bei Diagnose und Behandlung. Jeder, der bereits mit einer der beiden Therapien arbeitet, kann in seiner praktischen Arbeit unmittelbar von der Verknüpfung profitieren. Auf der einen Seite kann das Wissen um die Meridianverläufe und das Zusammenwirken der Funktionskreise zu einem tieferen Verständnis von Zusammenhängen in einer kausalen ganzheitlichen Therapie führen. Auf der anderen Seite geht der Einfluss der Dorn-Therapie weit über ihre mechanophysiologische Wirkung auf die Funktion der Gelenke hinaus. Nicht zu vernachlässigen ist der energetische Aspekt. Die Dorn-Therapie egalisiert energetische Ungleichgewichte im Menschen. Diese energetischen Differenzen in den Meridianen und Funktionskreisen können durch physische, physiologisch-strukturelle, organische, psychosoziale oder emotionale Faktoren verursacht werden und zu vielen unterschiedlichen Symptomen führen. Diese ganzheitliche Betrachtung ist ein wichtiger Teil der Dorn-Therapie.

Für einen möglichst sicheren und erfolgreichen Einstieg in die kombinierte Anwendung von TCM und Dorn-Therapie empfiehlt es sich, die hier vorgestellten Ursache-Folge-Ketten systematisch abzuarbeiten. Darin sind die Zusammenhänge in der Reihenfolge ihrer Wichtigkeit oder Häufigkeit aufgeführt. Damit bekommt der Therapeut eine erste Richtschnur an die Hand, die er gemäß seinen eigenen Erfahrungen und Patienten modifizieren kann.

Jede Dorn-Behandlung beginnt mit dem Ausgleich der Beinlängendifferenz (→ S. 22). Steht genügend Zeit für eine ganzheitliche Behandlung zur Verfügung, sollte der Therapeut immer die gesamte Wirbelsäule untersuchen und behandeln. Sind danach noch Beschwerden vorhanden, kann er aufgrund der spezifischen Symptome zielorientiert nachbefunden und bei Bedarf behandeln.

Steht wenig Zeit zur Verfügung, kann man mit diesem Konzept effektiv nach der primären Ursache suchen und diese behandeln. Hier ist eine klare symptomorientierte Anamnese unerlässlich. Auch hier sind die Kontraindikationen (→ S. 21) strikt einzuhalten. Ob die Beschwerden im Meridianverlauf oder in anderen Zuordnungen des Funktionskreises vorhanden sind, ist anhand von weiteren Beschwerden des Patienten zu differenzieren.

Wirkung dysfunktioneller Wirbel und Gelenke auf Meridiane und Funktionskreise

Sowohl in der Dorn-Therapie als auch in der TCM geht es um Funktionen und deren Relationen. Diese Funktionszusammenhänge können sich in vielen unterschiedlichen Bereichen wie Körper, Geist und Seele äußern und ausdrücken. Dies gilt nicht nur für die Pathologie, sondern auch für die Physiologie. Beides sind empirische Konzepte – wenngleich die TCM mit ihren Forschungen, Theoriebildungen und ihrem Wissen wesentlich älter und weiter ist als die Dorn-Therapie. Mit der Zeit wurden auch in der Dorn-Therapie immer neue Zusammenhänge entdeckt: zunächst die lokale Wirkung von Wirbeln auf den Rücken, danach Bezüge von Wirbeln zu Organen und schließlich die Wirkung auf die Psyche. Hatte die Dorn-Therapie zunächst vorrangig die Struktur von Organen im Auge, trat im Laufe der Zeit zunehmend deren Funktion in den Mittelpunkt. Dadurch gerieten zugleich die Meridiane mehr in den Blick der Dorn-Therapeuten.

Die Dysfunktion eines Wirbels oder Gelenks ist in der gesamten funktionellen Zusammenarbeit und im Zusammenhang aller Gewebe und Strukturen um die Wirbel und Gelenke herum zu verstehen. Es geht also um weit mehr, als darum, dass Knochen nicht optimal zueinanderstehen. Eine Dysfunktion eines Wirbels kann sich über die Wirkung auf ein inneres Organ im gesamten dazugehörigen Funktionskreis und im Meridianverlauf auswirken und zu Beschwerden führen. Die Symptome treten meist in einem Teil des Meridians und nicht im ganzen Meridianverlauf auf. Sie können sich in allen assoziierten Strukturen und Funktionen des jeweiligen Funktionskreises zeigen. Nur eine umfassende Anamnese kann hier zu einer Differenzialdiagnose führen und eine gezielte Behandlung ermöglichen.

Eine Dysfunktion eines peripheren Gelenks führt meist lokal, seltener regional und sehr selten in einem Teilstück eines Meridianverlaufs zu Beschwerden. Die Dysfunktion eines Fingergelenks z. B. äußert sich bevorzugt im Finger oder im distalen Handbereich. Manchmal kann sie bis zum Ellenbogengelenk, eventuell bis zum Schultergelenk und selten bis zur Wirbelsäule wirken. Entsprechend zeigt die Praxis, dass deutlich häufiger ein Wirbel über einen Meridian auf ein Gelenk wirkt, als dass ein Gelenk über den Meridian einen Wirbel beeinflusst.

Die Wirbelsäule hat im Vergleich zur Peripherie komplexere und vermittelnde Funktionen und somit mehr differenzierte Aufgaben zu bewältigen. Entsprechend hoch ist ihre Wertigkeit. Daher werden immer zuerst die entsprechenden Wirbel und erst dann die peripheren Gelenke behandelt.

Bei jeder Meridianstörung in Kombination mit einer Dysfunktion eines Wirbels stellt sich die Frage, ob die Wirbeldysfunktion Ursache oder Symptom einer energetischen Unausgeglichenheit in einem Funktionskreis ist. Häufig kann durch Behandlung des entsprechenden Wirbels der Energiefluss in dem dazugehörigen Meridian und seinem Funktionskreis ausgeglichen und die Situation im gesamten Körper verbessert werden. Bei entsprechenden Hinweisen aufgrund der Anamnese kann der Therapeut dem Patienten Tipps geben, damit die Beschwerden nicht wiederkommen. Meist ist die energetische Dysfunktion Folge verschiedener Ursachen.

Meridiane und Wirbel

Der Einfluss eines Wirbels auf einen speziellen Meridian und seinen Funktionskreis ist am besten über die Organbezüge und die Kopplung von Meridianen und Organen zu erklären. Dies stellt eine Wirkung vom Wirbel zum Organ zum Meridian und Funktionskreis dar. Auf diesem Weg können Wirbelbehandlungen weit entfernte Körperareale beeinflussen. So kann die Behandlung am 3. Lendenwirbel (L3, Blase) einseitige Kopfschmerzen medial über dem Auge beseitigen. Dies ist die primäre Zuordnung. Weiter kann es Zusammenhänge im gesamten Funktionskreis geben. Als Beispiel betrachten wir einen Patienten, der seine Hauptbeschwerden im Ohr hat. Dieses ist nach Dorn den Wirbeln C3 und C4 zugeordnet und gehört dem Funktionskreis Niere-Blase an. Somit kann eine manuelle Behandlung an C3 und C4 über den Funktionskreis den Energiefluss im Blasen-Meridian ausgleichen. Da das SIG das wichtigste periphere Bezugsgelenk des Blasen-Meridians ist, können sich durch diese Korrektur auch Dysfunktionen im SIG auflösen.

Eine Wirbelbehandlung kann eine Störung im Energiefluss eines Meridians lösen und die gestaute Energie wieder zum Fließen bringen. Das wiederum wirkt sich positiv auf den zugehörigen Funktionskreis aus. Der Erfolg bleibt stabil, wenn die Ursache für die Blockade im Energiefluss im Wirbel selbst lag oder inzwischen weggefallen ist, wie das z. B. bei einer vorübergehenden starken Kälteeinwirkung auf den unteren Rücken oder bei einer ungünstigen Hebebewegung, die zu Rückenbeschwerden geführt hat, der Fall wäre.

Direkte Zuordnung von Wirbeln und Meridianen			
Yin-Meridian	Wirbel zum Yin-Meridian	Yang-Meridian	Wirbel zum Yang-Meridian
Lunge (Lu)	Th3	Dickdarm (Di)	L1
Milz-Pankreas (MP)	Th8/9	Magen (Ma)	Th6/7
Herz (He)	Th2	Dünndarm (Dü)	Th12
Niere (Ni)	Th10/11	Blase (Bl)	L3
Perikard (Pe)	C4	3-Erwärmer (3E)	C7
Leber (Le)	Th5	Gallenblase (Gb)	Th4
Konzeptionsgefäß	Steiß	Gouverneursgefäß	C1 (Atlas)

Bei den Zuordnungen der Wirbel zu einzelnen Meridianen sticht das Meridianpaar Perikard und 3-Erwärmer heraus. Ihnen sind primär die Halswirbel C4 und C7 und keine Organe im Sinne der westlichen Medizin zugeordnet. In der TCM gehören beide Meridiane zum Element Feuer. Diese Zuordnung wird in dem Fünf-Elemente-System als »kleines Feuer« angesehen, das mehr den energetischen Aspekt des gesamten Feuers betrifft. Zwar gibt es auch Dorn-Therapeuten, die für den Perikard-Meridian und 3-Erwärmer über die Fünf-Elemente-Lehre eine Verbindung zu Herz und Dünndarm und damit zu den Wirbeln Th2 und Th12 sehen, allgemein anerkannter ist jedoch die auf langjähriger Empirie basierende primäre Zuordnung von Perikard-Meridian zu C4 und von 3-Erwärmer zu C7. Der Perikard-Meridian ist bei Beschwerden im Mittelfinger, im mittigen Karpaltunnel, in der Ellenbeuge und bis zur vorderen Achsel wirksam. Der 3-Erwärmer ist bei Beschwerden im Ringfinger, in der Strecksehne am Handrücken im Verlauf des Meridians, an der Ellenbogenspitze (Olekranon) am Ansatz des Musculus triceps und um das Ohr herum anzuwenden. Die beiden Meridiane sind wie die anderen Meridianpaare vollwertig und einzeln behandelbar.

Auch den Sondermeridianen Gouverneurs- und Konzeptionsgefäß können einzelne Wirbel direkt zugeordnet werden. Da das Gouverneursgefäß über die gesamte Wirbelsäule verläuft, kann es prinzipiell jeden beliebigen Wirbel beeinflussen. Die Hauptzuordnung ist jedoch der Atlas (C1), der über das Gouverneursgefäß auf den gesamten Yang-Haushalt wirken und so vielfältige generelle Beschwerden auslösen kann. Das Konzeptionsgefäß ist dem Steißbein zugeordnet, wobei auch der Atlas mitbeteiligt sein kann (→ S. 139). Auf diesem Weg kann das Steißbein den gesamten Yin-Haushalt beeinflussen.

Meridiane und periphere Gelenke

Die Meridiane verlaufen durch verschiedene periphere Gelenke und deren unmittelbare Umgebung. Sind das energetische Niveau oder der Durchfluss in einem Meridian gestört, kann sich dies auf periphere Gelenke auswirken und Symptome verursachen. Umgekehrt führt ein dysfunktionelles peripheres Gelenk deutlich seltener über eine Beeinträchtigung eines Meridians zu Beschwerden.

Im ersten Fall muss der entsprechende Wirbel primär vollständig an Dorn- und Querfortsätzen untersucht und behandelt werden. Ist eindeutig ein Meridian energetisch gestört, sollte der Therapeut bei seiner Anamnese und Behandlung auch auf alle peripheren Gelenke achten, die der Meridian durchzieht. Zuvor muss jedoch wie immer die Wirbelsäule überprüft und gegebenenfalls behandelt werden.

Im zweiten Fall ist es notwendig, das periphere Gelenk zu untersuchen und zu behandeln. Dies gilt insbesondere dann, wenn die vollständige und korrekte Behandlung des primären Wirbels ohne Erfolg geblieben ist. Erst wenn das die energetische Störung verursachende periphere Gelenk behandelt wird, kann sich die Problematik in dem Meridian und fortführend im zugeordneten Funktionskreis lösen.

Meridiane und ihre peripheren Gelenke

Jede Störung eines Meridians kann zu Problemen an peripheren Gelenken führen. Dabei lassen sich für jeden Meridian Gelenke festlegen, die häufiger betroffen sind. Einen Überblick über diese Wertungen und Wahrscheinlichkeitsverteilungen gibt die nachstehende Tabelle. Bewertet wird dabei Häufigkeit mit der die Gelenke, die der Meridian in seinem Verlauf durchzieht oder tangiert, von Beschwerden betroffen sind. Die Nummerierung von 1-3 spiegelt dabei die absteigende Häufigkeit wider, mit der bei einer Störung des Meridians Beschwerden in den genannten Gelenken auftreten. Mit eingeschlossen ist dabei der seltene Fall, in dem dysfunktionelle Gelenke auf den dazugehörigen Meridian wirken. Ein Ausrufezeichen hinter einem Gelenk zeigt eine besonders hohe Relevanz in der Praxis an.

Falls eine energetische Dysfunktion in einem Meridian nicht vollständig über den Wirbel ausgeglichen werden kann, werden die peripheren Gelenke entsprechend der dargestellten Priorität untersucht und behandelt.

Zusätzlich sind noch die primären Zuordnungen des Gouverneurs- und Konzeptionsgefäßes aufgeführt. Da sie mittig an Bauch und Rücken verlaufen, haben sie keinen unmittelbaren Kontakt zu peripheren Gelenken.

Häufigkeit von Störungen bestimmter Gelenke im Meridianverlauf			
Meridian	**1–größte Häufigkeit**	**2–mittlere Häufigkeit**	**3–geringste Häufigkeit**
Lunge	Daumensattelgelenk!, Daumengrundgelenk, Ellenbogen (Epicondylus lateralis)	Schultergelenk, Daumenendgelenk	Handgelenk, Handwurzelknochen, Claviculoakromialgelenk
Dickdarm	Claviculoakromialgelenk!, Schultergelenk, Ellenbogen (Epicondylus lateralis)	Daumensattelgelenk, Zeigefingergelenke	Handgelenk, Handwurzelknochen
Magen	Sternoklavikulargelenk!, oberes Sprunggelenk	zweite Zehengelenke, Kniegelenk	Hüftgelenk, Fußwurzelknochen, Kiefergelenk
Milz-Pankreas	Großzehengrundgelenk!	Großzehengelenke, Hüftgelenk, Kniegelenk	oberes Sprunggelenk, Fußwurzelknochen
Herz	Kleinfingergrundgelenk!, Ellenbogen (Epicondylus medialis)	Handgelenk, Kleinfingergelenke	Schultergelenk, Handwurzelknochen
Dünndarm	Ellenbogen (Epicondylus medialis), Kleinfingergrundgelenk!	Kleinfingergelenke, Kiefergelenk, Schultergelenk	Handgelenk, Handwurzelknochen
Blase	Sakroiliakalgelenk!, Kniegelenk	Hüftgelenk, oberes Sprunggelenk, Kleinzehengelenke	Rippen-Brustwirbel-Gelenke, Fußwurzelknochen
Niere	Sternoklavikulargelenk	oberes Sprunggelenk, Fußwurzelknochen, Kniegelenk	2.-5. Rippen-Brustbein-Gelenke, Hüftgelenk, dritte Zehengelenke
Perikard	Mittelfingergelenke	Ellenbogen Ellenbeuge, Handgelenk	Handwurzelknochen, Schultergelenk
3-Erwärmer	Ellenbogen (Olekranon), Ringfingergelenke	Handgelenk, Handwurzelknochen, Schultergelenk	Kiefergelenk
Gallenblase	Kiefergelenk!, Hüftgelenk	Kniegelenk, vierte Zehengelenke, Tibiofibulargelenk	oberes Sprunggelenk, Fußwurzelknochen
Leber	Großzehengelenke	Fußwurzelknochen, oberes Sprunggelenk, Kniegelenk	Hüftgelenk
Konzeptionsgefäß	Steißbein	C1 (Atlas)	–
Gouverneursgefäß	C1 (Atlas)!	alle anderen Wirbel	–

Periphere Gelenke und ihre Meridiane

Für jedes Gelenk lassen sich Meridiane unterscheiden, die häufiger oder seltener für Beschwerden verantwortlich sind. Die in der folgenden Tabelle aufgeführten Meridiane kann ein Therapeut bei Gelenkbeschwerden entsprechend ihrer Priorität systematisch abarbeiten. Das gilt vor allem in Fällen, bei denen eine Behandlung »nicht funktionieren will«.

Mit einem Ausrufezeichen sind Meridiane gekennzeichnet, an die man für das jeweilige Gelenk immer zuerst denken sollte. Innerhalb einer Häufigkeitsgruppe werden die betroffenen Meridiane immer entsprechend der Häufigkeit in der Praxis aufgeführt.

Die Zehengelenke haben ihre jeweilige Entsprechung in dem Meridian, der durch diese Zehe verläuft. Die dritte Zehe ist an den Nieren-Meridian angegliedert, obwohl der Meridianverlauf an der Fußsohle nur bis zu den proximalen Zehenballen führt und hier endet. Die Amphiarthrosen der Fußwurzelknochen sind den entsprechenden Lokalisationen der Meridiane zugeordnet.

Die Fingergelenke finden ihre jeweilige Entsprechung in dem Meridian, der durch diesen Finger verläuft. Die Amphiarthrosen der Handwurzelknochen werden entsprechend dem Verlauf der Meridiane zugeordnet.

Zusammenführung der Theorie der TCM und der Dorn-Therapie

Über die Wirbelsäule können Störungen im Energiefluss der Meridiane und die dazugehörigen Funktionskreise behandelt werden. Die Therapie über die Wirbelsäule verspricht den größten Erfolg, danach folgen die peripheren Gelenke. Deshalb wird bei Beschwerden im Verlauf eines Meridians stets zuerst der direkt zugeordnete Wirbel behandelt. Führt dies nicht zum gewünschten Erfolg, können weitere Wirbel mit unterschiedlichen Bezügen zum Meridian und zum direkt zugeordneten Wirbel behandelt werden. Die peripheren Gelenke werden überwiegend hintenan gestellt. Nachstehend werden zunächst die relevanten Bezüge und anschließend das praktische Vorgehen im Sinne einer Behandlungskaskade vorgestellt (→ S. 148).

Häufigkeit der Beteiligung verschiedener Meridiane bei Symptomen an den peripheren Gelenken		
Gelenk	**1–häufige Beteiligung**	**2–seltenere Beteiligung**
Hüftgelenk	Gallenblasen-Meridian!	Leber-Meridian, Milz-Pankreas-Meridian, Magen-Meridian, Blasen-Meridian, Nieren-Meridian
Kniegelenk	Gallenblasen-Meridian, Magen-Meridian, Blasen-Meridian!	Leber-Meridian, Milz-Pankreas-Meridian, Nieren-Meridian
Tibiofibulargelenk	Gallenblasen-Meridian!	–
Oberes Sprunggelenk	Magen-Meridian!, Blasen-Meridian, Nieren-Meridian	Gallenblasen-Meridian, Leber-Meridian, Milz-Pankreas-Meridian
Großzehengelenk	Milz-Pankreas-Meridian	Leber-Meridian
Sternoklavikular gelenk	Magen-Meridian!	Nieren-Meridian
Claviculoakromialgelenk	Dickdarm-Meridian!	–
Schultergelenk	Dickdarm-Meridian!, Lungen-Meridian, Dünndarm-Meridian, 3-Erwärmer	Herz-Meridian, Perikard-Meridian
Ellenbogengelenk	Herz-Meridian und Dünndarm-Meridian bei Epicondylus medialis!; Lungen-Meridian und Dickdarm-Meridian bei Epicondylus lateralis!	3-Erwärmer, Perikard
Handgelenk	3-Erwärmer, Perikard-Meridian	Herz-Meridian, Dünndarm-Meridian, Lungen-Meridian, Dickdarm-Meridian
Daumensattelgelenk	Lungen-Meridian, Dickdarm-Meridian	–
Kleinfingergelenke	Herz-Meridian, Dünndarm-Meridian	–
Kiefergelenk	Gallenblasen-Meridian!	Dünndarm-Meridian, 3-Erwärmer (Magen-Meridian)
Rippen-Brustwirbel-Gelenke	Blasen-Meridian	–
Rippen-Brustbein-Gelenke	Nieren-Meridian	–
Sakroiliakalgelenk	Blasen-Meridian!	–

Qi, Energiefülle und -leere

Die Dorn-Therapie kann zwar pathologische Energiedifferenzen innerhalb des Patienten ausgleichen, aber keine Energie von außen hinzufügen. Bei Bedarf kann sie gut mit entsprechenden anderen Therapien kombiniert werden, so z. B. mit Wärmeanwendungen bei durch Kälte verursachten Beschwerden. Mit der Dorn-Therapie lässt sich der Energiefluss im Meridian und seinem Funktionskreis verbessern. In der Folge beeinflusst sie über Yin und Yang, die Fünf-Elemente-Lehre, Meridianumläufe, Organuhr und Schichtverbindung auch die in Beziehung stehenden Funktionskreise. Eine Störung im Energiefluss wird über den vorherigen oder nachfolgenden Meridian behandelt, um die Energieleere und -fülle auszugleichen.

Während der Dorn-Therapie nimmt der Therapeut genau wahr, welche Behandlungsqualität der Wirbel oder das periphere Gelenk benötigt und passt Druckstärke, Druckqualität, Einschleichen des Behandlungsdrucks, Gewebewahl und Druckintervalle entsprechend an.

Yin und Yang

Nach der Korrektur der direkt zugeordneten Wirbel kann der Therapeut den Wirbel hinzunehmen, der mit dem Yin-Yang-Partner-Meridian korrespondiert. Zum Ausgleich der bestehenden Energiefülle oder -leere im Verlauf eines oder beider Meridiane wird am besten über den Meridian selbst oder über den gekoppelten Partner-Meridian erreicht. Die genauen Zuordnungen der Partner-Meridiane und ihrer Wirbel sind in der Tabelle auf S. 137 zusammengefasst.

Funktionskreise der TCM

In einem weiteren Schritt kann der Therapeut die Wirbel korrigieren, die im Sinne der Dorn-Therapie mit den Sinnesorganen verbunden sind. Dafür wird zunächst das zum betroffenen Funktionskreis zugehörige Sinnesorgan bestimmt. Jedes dieser im Kopf lokalisierten Sinnesorgane korrespondiert wiederum mit einem oder mehreren Wirbeln, die nun in die Dorn-Therapie miteinbezogen werden. Mithilfe der folgenden Tabelle lassen sich ausgehend vom betroffenen Meridianpaar die Sinnesorgane aus den Funktionskreisen und die Wirbel zuordnen.

Zuordnung von Wirbeln, Meridianen und Sinnesorganen			
Meridianpaar (Yin/Yang)	Wirbelpaar Yin-/Yang-Meridian	Sinnesorgan	Dem Sinnesorgan zugeordnete Wirbel
Lunge/Dickdarm	Th3/L1	Nase	C3/4
Milz-Pankreas/ Magen	Th8, Th9/Th6, Th7	Mund	C4/5
Herz/Dünndarm	Th2/Th12	Zunge	C2, C4/5
Niere/Blase	Th10, Th11/L3	Ohren	C3/4
Perikard/3-Erwärmer	C4/C7	Zunge	C2, C4/5
Leber/Gallenblase	Th5/Th4	Augen	C2

Falls nicht klar ist, welcher Meridian hauptsächlich betroffen ist, kann der Therapeut Informationen über die betroffenen Sinnesorgane, Gewebearten, Emotionen, Gerüche, Geschmäcker, äußere Manifestationen und Farben hinzuziehen, um den hauptsächlich betroffenen Funktionskreis zu ermitteln. Dadurch wird meist klarer, welcher Wirbel vorranging untersucht und behandelt werden sollten.

Meridianumläufe

In einem weiteren Schritt überprüft der Therapeut die Meridianumläufe. Gemäß den drei Meridianumläufen (→ S. 143) und der Organuhr (→ S. 116) fließt die Energie von einem zum nächsten gekoppelten Meridianpaar (→ S. 115). Ist der Energiefluss beim Übergang von einem Meridianpaar zum nächsten gestört, kann der Therapeut den Meridian behandeln, der dem betroffenen Meridianpaar im Meridianumlauf bzw. der Organuhr vorausgeht oder folgt. Ist z. B. bei Symptomen im Lungen-Meridian (Th3) der Übergang vom Meridianpaar Gallenblase/Leber zum Meridianpaar Lunge/Dickdarm gestört, kann der Leber-Meridian (Th5) behandelt werden. Behandelt wird also der Meridian, der in der Organuhr an den symptombetroffenen Meridian grenzt, aber nicht zum gleichen gekoppelten Meridianpaar gehört. Welche Meridiane – und damit Wirbel – für die Behandlung infrage kommen, zeigt die folgende Tabelle. Darin wird der mit Beschwerden betroffene Meridian zuerst genannt. Daneben ist der in den Meridianumläufen benachbarte, aber nicht gekoppelte Meridian aufgeführt, der je nach betroffenem Meridian in der Organuhr vorangehen oder folgen kann.

Zuordnung von Meridianen und Wirbeln nach den Meridianumläufen			
Betroffener Meridian	Direkt zugeordnete Wirbel	Im Meridianumlauf benachbarter, nicht gekoppelter Meridian	Dem angrenzenden Meridian zugeordnete Wirbel
Lunge (Lu)	Th3	Leber (Le)	Th5
Dickdarm (Di)	L1	Magen (Ma)	Th6/7
Magen (Ma)	Th6/7	Dickdarm (Di)	L1
Milz-Pankreas (MP)	Th8/9	Herz (He)	Th2
Herz (He)	Th2	Milz-Pankreas (MP)	Th8/9
Dünndarm (Dü)	Th12	Blase (Bl)	L3
Blase (Bl)	L3	Dünndarm (Dü)	Th12
Niere (Ni)	Th10/11	Perikard (Pe)	C4
Perikard (Pe)	C4	Niere (Ni)	Th10/11
3-Erwärmer (3E)	C7	Gallenblase (Gb)	Th4
Gallenblase (Gb)	Th4	3-Erwärmer (3E)	C7
Leber (Le)	Th5	Lunge (Lu)	Th3

Organuhr

Nicht nur die in der Organuhr (→ S. 116) benachbarten Meridiane sind therapeutisch relevant. Auch Minimal- und Maximalzeiten der Meridiane spielen eine wichtige Rolle. Die in der Organuhr gegenüberliegenden Meridiane hängen über die Maximal- und Minimalzeit des 24-stündigen Energieflusses zusammen und beeinflussen sich gegenseitig. Bei Störungen im Energiefluss wird dieses Problem primär über die zentrale Behandlung an der Wirbelsäule therapiert.

Treten Beschwerden regelmäßig zu einer bestimmten Uhrzeit auf, so wird zuerst der Meridian bzw. zugeordnete Wirbel behandelt, in dessen Maximalzeit die Symptome auftreten. Danach wird der Meridian mit der Minimalzeit überprüft. Auf Energiefülle zurückgehende Beschwerden treten in der Maximalzeit auf, auf Energieleere basierende Symptome dagegen in der Minimalzeit. So lässt sich über die Differenzierung von Uhrzeit, Meridianverlauf und betroffenem Organ auf den vorrangig zu behandelnden Wirbel schließen. Eine Übersicht hierzu bietet die nachstehende Tabelle.

Zuordnung von Meridianen und Wirbeln nach der Organuhr			
Meridian, zu dessen Maximalzeit Beschwerden auftreten	Direkt zugeordnete Wirbel	Gegenüberliegender Meridian (Minimalzeit)	Dem gegenüberliegenden Meridian zugeordnete Wirbel
Lunge (Lu)	Th3	Blase (Bl)	L3
Dickdarm (Di)	L1	Niere (Ni)	Th10/11
Magen (Ma)	Th6/7	Perikard (Pe)	C4
Milz-Pankreas (MP)	Th8/9	3-Erwärmer (3E)	C7
Herz (He)	Th2	Gallenblase (Gb)	Th4
Dünndarm (Dü)	Th12	Leber (Le)	Th5
Blase (Bl)	L3	Lunge (Lu)	Th3
Niere (Ni)	Th10/11	Dickdarm (Di)	L1
Perikard (Pe)	C4	Magen (Ma)	Th6/7
3-Erwärmer (3E)	C7	Milz-Pankreas (MP)	Th8/9
Gallenblase (Gb)	Th4	Herz (He)	Th2
Leber (Le)	Th5	Dünndarm (Dü)	Th12

Fünf-Elemente-Lehre

Die Fünf-Elemente-Lehre (→ S. 126) liefert weitere Hinweise auf Wirbel, die mit dem betroffenen Meridian verbunden sind. Dabei betrachtet der Therapeut gemäß Förderzyklus die Mutter-Sohn- (→ S. 127) und gemäß Kontrollzyklus die Großmutter-Enkel-Beziehung (→ S. 127). Die Ursachen für die Beschwerden können demnach liegen

- in dem vorherlaufenden Meridian und Funktionskreis – dann ist der symptombetroffene Meridian das Sohn- oder Enkel-Element oder
- in dem nachfolgenden Meridian und Funktionskreis – dann ist der symptombetroffene Meridian das Mutter- oder Großmutter-Element.

Ist der verursachende Meridian bekannt, wird dieser über die ihm zugeordneten Wirbel behandelt.

Zuordnung von Meridianen und Wirbeln gemäß Förderzyklus			
Betroffener Meridian	Direkt zugeordnete Wirbel	Der Mutter zugeordnete Wirbel	Dem Kind zugeordnete Wirbel
Lunge	Th3	Th8/9 (MP)	TH10/11 (Ni)
Dickdarm	L1	Th6/7 (Ma)	L3 (Bl)
Magen	Th6/7	Th12 (Dü)	L1 (Di)
Milz-Pankreas	Th8/9	Th2 (He)	Th3 (Lu)
Herz	Th2	Th5 (Le)	TH8/9 (MP)
Dünndarm	Th12	Th4 (Gb)	Th6/7 (Ma)
Blase	L3	L1 (Di)	Th4 (Gb)
Niere	Th10/11	Th3 (Lu)	Th5 (Le)
Perikard	C4	Th5 (Le)	TH8/9 (MP)
3-Erwärmer	C7	Th4 (Gb)	Th6/7 (Ma)
Gallenblase	Th4	L3 (Bl)	Th12 (Dü)
Leber	Th5	Th10/11 (Ni)	Th2 (He)

Zuordnung von Meridianen und Wirbeln gemäß Kontrollzyklus			
Betroffener Meridian	Direkt zugeordnete Wirbel	Der Großmutter zugeordnete Wirbel	Dem Enkel zugeordnete Wirbel
Lunge	Th3	Th2 (He)	TH5 (Le)
Dickdarm	L1	Th12 (Dü)	Th4 (Gb)
Magen	Th6/7	Th4 (Gb)	L3 (Bl)
Milz-Pankreas	Th8/9	Th5 (Le)	Th10/11 (Ni)
Herz	Th2	Th10/11 (Ni)	TH3 (Lu)
Dünndarm	Th12	L3 (Bl)	L1 (Di)
Blase	L3	Th6/7 (Ma)	Th12 (Dü)
Niere	Th10/11	Th8/9 (MP)	Th2 (He)
Perikard	C4	Th10/11 (Ni)	TH3 (Lu)
3-Erwärmer	C7	L3 (BL)	L1 (Di)
Gallenblase	Th4	L1 (Di)	T6/7 (Ma)
Leber	Th5	Th3 (Lu)	Th8/9 (MP)

Schichtverbindung

Wirbel und Schichtverbindung

Über die Achsen- oder Schichtverbindung (→ S. 119) kann der Therapeut weitere Zusammenhänge im Meridiansystem nutzen. War die Behandlung des dem betroffenen Meridian zugehörigen Wirbels nicht zielführend, können die paarigen Yin- oder Yang-Meridiane hinzugenommen werden. Dazu nimmt man den auf der gleichen Achse zugeordneten Meridian und behandelt den damit korrespondierenden Wirbel, um den symptombetroffenen Meridian energetisch auszugleichen. Die paarigen Yin-Meridiane sind Lungen- und Milz-Pankreas-, Herz- und Nieren-, Perikard- und Leber-Meridian. Die paarigen Yang-Meridiane sind Dickdarm- und Magen-, Dünndarm- und Blasen- sowie Gallenblasen-Meridian und 3-Erwärmer.

Bezüge von Meridianen und Wirbeln gemäß Schichtverbindung

Betroffener Meridian	Zugeordnete Wirbel	Paariger Meridian	Zum paarigen Meridian gehörige Wirbel
Lunge	Th3	Milz-Pankreas	Th8/9
Dickdarm	L1	Magen	Th6/7
Magen	Th6/7	Dickdarm	L1
Milz-Pankreas	Th8/9	Lunge	Th3
Herz	Th2	Niere	Th10/11
Dünndarm	Th12	Blase	L3
Blase	L3	Dünndarm	Th12
Niere	Th10/11	Herz	Th2
Perikard	C4	Leber	Th5
3-Erwärmer	C7	Gallenblase	Th4
Gallenblase	Th4	3-Erwärmer	C7
Leber	Th5	Perikard	C4

Periphere Gelenke und Schichtverbindung

Über die Schichtverbindung sind auch periphere Gelenke miteinander verbunden und können sich gegenseitig beeinflussen. Die paarigen Yin- und Yang-Meridiane werden in der Akupunktur über Kreuz oder auch auf derselben Seite angewendet.

Bei Beschwerden an einem Gelenk der Extremitäten schöpft der Therapeut zunächst alle oben beschriebenen Möglichkeiten der Einflussnahme über die Wirbelsäule aus. Erst wenn der gewünschte Erfolg ausgeblieben ist, nutzt er die Fernwirkung der peripheren Gelenke über die Schichtverbindung. Danach beeinflussen sich folgende Gelenke gegenseitig:

- Hüft- und Schultergelenk
- Knie- und Ellenbogengelenk
- Fußgelenk (oberes Sprunggelenk) und Handgelenk.

Behandlungskaskade der Dorn-Therapie

Bei jeder Dorn-Behandlung empfiehlt es sich, systematisch entlang der hier vorgestellten Kaskade die einzelnen Schritte abzuarbeiten. Auch wenn die Reihenfolge der Behandlung vorwiegend von der Symptomatik, insbesondere der Lokalisation der Beschwerden bestimmt wird, wirkt die Dorn-Therapie ganzheitlich.

Je mehr Informationen ein Therapeut über alle Beschwerden, sowie deren zeitlichen Verlauf sammelt, desto klarer wird die Schnittmenge und umso leichter sind die wirklichen, tiefer liegenden Ursachen zu finden.

Jede Dorn-Therapie beginnt mit der Kontrolle und gegebenenfalls Korrektur der Beinlängendifferenz (→ S. 22). Dazu bekommt der Patient spezifische Eigenübungen mit auf den Weg. Danach werden zunächst die gesamte Wirbelsäule und anschließend die peripheren Gelenke behandelt, die gemäß TCM in Bezug zu den Beschwerden stehen. Ob dies in einer Sitzung erfolgt oder die Behandlung der gesamten Wirbelsäule auf mehrere kürzere Behandlungstermine verteilt wird, bleibt dem Zeitmanagement des Therapeuten und der Praxisorganisation überlassen.

Behandelt werden zuerst die Wirbel und Gelenke, die mit der größten Wahrscheinlichkeit für die Beschwerden verantwortlich sind. Zuerst muss die lokale und regionale Auswirkung eines dysfunktionellen Wirbels oder eines peripheren Gelenks überprüft werden. Diese Wirkung wird von den meisten Patienten am deutlichsten wahrgenommen.

Im nächsten Schritt werden regionale Zusammenhänge zwischen dem Wirbel auf Symptomhöhe und den darüber- und darunterliegenden Wirbeln ins Visier genommen.

Danach wird die segmentale Ausstrahlung von Wirbeldysfunktionen auf die Haut (Dermatome), die Knochen (Sklerotome) und die Muskulatur (Myotome) betrachtet. Bei entsprechenden Symptomen in einem Areal werden beidseits die korrespondierenden, zwischen zwei Wirbeln aus dem Rückenmark austretenden Spinalnerven untersucht und die zugeordneten Wirbel behandelt (→ siehe Anhang).

Nun werden die Zuordnungen der Wirbel zu den Meridianen und den Funktionskreisen (→ S. 122) untersucht. Es empfiehlt sich, die Wirbel und Gelenke in der folgenden Reihenfolge zu behandeln:

1. Wirbel, der über die organische Zuordnung mit dem betroffenen Meridian verbunden ist
2. Wirbel, der dem gemäß Yin-Yang-Polarität gekoppelten Meridian entspricht
3. Wirbel, die über die zugeordneten Sinnesorgane der jeweiligen Funktionskreise mit dem betroffenen Meridian verbunden sind
4. Wirbel, die mit dem Meridian korrespondieren, der im Meridianumlauf vor oder nach dem betroffenen Meridian steht, aber nicht zum gleichen gekoppelten Meridianpaar gehört
5. wichtige zum symptombetroffenen Meridian gehörende periphere Gelenke zur Förderung des allgemeinen Energieflusses in diesem Meridian
6. Organuhr: zuerst die zur Maximalzeit, dann die zur Minimalzeit der Beschwerden gehörigen Wirbel
7. über die Fünf-Elemente-Lehre mit dem Kreislauf der Förderung und Kontrolle beteiligte Wirbel
8. Wirbel, die über die »Schichtverbindung« mit dem betroffenen Meridian verbunden sind
9. peripheres Gelenk, das aufgrund der Schichtverbindungen über Kreuz mit dem betroffenen Gelenk verbunden ist.

Anschließend werden die Bezüge der Wirbel zu den Organen hinzugezogen (→ S. 17). Um die wesentlichen Übereinstimmungen und Schlüsselwirbel herauszufiltern, wird dabei der langfristige Beschwerdeverlauf und möglichst viele Symptome zusammen betrachtet. Angaben der Patienten zu Medikamenten, die sie gerade einnehmen, weisen auf ein Organ hin. Auf Basis all dieser Informationen behandelt der Therapeut und wählt schließlich die spezifischen Eigenübungen an der Wirbelsäule für den Patienten aus.

Bestehen weiterhin Beschwerden in der Peripherie, können die Gelenke vor Ort und im nächsten Schritt die benachbarten Gelenke hinzugezogen werden. Führt dies zum Erfolg, werden dem Patienten entsprechende Eigenübungen mitgegeben.

Nun können die Wirbel, die mit psychischen Themen der Patienten korrespondieren, behandelt werden. Dies ist eine somatische Behandlung der körperlichen Regionen, die Zuordnungen zu den psychischen Themen aufweisen können. Auch hier ist die Wirbelsäule von zentraler Bedeutung. Über eine Lösung von Dysfunktionen oder Blockaden an Wirbeln können Hemmnisse in der Psychotherapie aufgelöst werden und der Patient zu einer klareren Wahrnehmung gelangen.

Zu guter Letzt werden Wechselwirkungen zwischen Wirbeln berücksichtigt. Die Wirbelsäule spiegelt sich achsensymmetrisch von oben nach unten um den 9. Brustwirbel herum. Dadurch spiegeln sich z. B. Kreuzbein und Halswirbelsäule. Folgende Wirbel können sich gegenseitig beeinflussen: L5 und Th1, S1/SIG und C7, Steißbein 1/2 und C2/C1. Damit ergibt sich bei Therapieresistenz oder vorhandener Kontraindikation eine reflektorische Behandlungsmöglichkeit über den anderen Wirbelsäulenabschnitts.

Behandlungskaskade der Dorn-Therapie

1. lokaler Wirbel auf Höhe der Beschwerden
2. regionale Wirbel über und unter der Beschwerdehöhe
3. segmentale Wirbel zu Dermatomen, Myotomen, Sklerotomen und vegetativen Innervationen bei entsprechenden Beschwerden
4. Zuordnungen von Wirbeln und peripheren Gelenken gemäß TCM
   a) dem betroffenen Meridian zugeordnete Wirbel
   b) Wirbel mit der Yin-Yang-Meridianpaarzugehörigkeit
   c) Wirbel mit der Zuordnung nach Dorn für das Sinnesorgan des Meridianpaares und Funktionskreises
   d) Wirbel für den vor- oder nachlaufenden Meridian im Rahmen des Meridianumlaufs, der nicht zum gleichen gekoppelten Meridianpaar gehört
   e) dem betroffenen Meridian zugehörige periphere Gelenke
   f) Wirbel des Meridians mit der Maximalzeit in der Organuhr, danach der Minimalzeit
   g) Wirbel mit Fünf-Elemente-Beziehungen der Meridiane: Kreislauf der Förderung und Kontrolle
   h) Wirbel für die paarige Schichtverbindung
   i) periphere Gelenke gemäß Schichtverbindung
5. Wirbel mit inneren Organzusammenhängen
6. periphere Gelenke
   a) das lokal verursachende periphere Gelenk im Symptombereich
   b) die benachbarten, regionalen peripheren Gelenke im Symptombereich

7. Wirbel mit Zuordnung zur Psyche
8. Wirbel mit Zusammenhang über die Wirbelsäulensymmetrie

Natürlich muss ein Therapeut nach wie vor in jedem Einzelfall eruieren, welche Untersuchungs- und Behandlungsschritte besonders wichtig sind. Dadurch wird es in der Praxis immer Anpassungen und Abweichungen von dieser Wahrscheinlichkeitskaskade geben. Dies ist ausdrücklich erwünscht. So können z. B. Therapeuten, die die Psyche für wichtiger halten, die entsprechenden Wirbel in ihrer Behandlungskaskade deutlich weiter vorne platzieren.

Generell werden nur Wirbel und Gelenke behandelt, die eine Dysfunktion aufweisen. Es werden alle Wirbel und Gelenke entsprechend dieser Auflistung systematisch mit Gefühl untersucht. Wo keine Dysfunktion vorliegt, wird nicht behandelt.

Die Reihenfolge der Wirbel und Gelenke in der Behandlungskaskade spiegelt die Wahrscheinlichkeit wider, mit der die jeweiligen Wirbel und Gelenke in der Praxis für das Auftreten von Beschwerden im Meridianverlauf verantwortlich sind. Sobald der Therapeut weiß, in welchem Funktionskreis der Patient Beschwerden hat, kann er mit Hilfe der Behandlungskaskade und der nachstehenden Tabelle eine sinnvolle Reihenfolge für seine Untersuchung und Behandlung festlegen.

Meridianbasierte Behandlungskaskade					
Betroffener Meridian	Primär zugeordnete Wirbel	Yin-Yang-Wirbel: Wirbelzuordnung über den gekoppelten Meridian	Wirbel gemäß Sinnesorgan im Funktionskreis	Wirbel zum im Meridianumlauf benachbarten, nicht gekoppelten Meridian	Wichtiges peripheres Gelenk für den Meridian
Lunge	Th3	L1	C3/4	Th5	Daumensattelgelenk
Dickdarm	L1	Th3	C3/4	Th6/7	Clavikuloakromialgelenk
Magen	Th6/7	Th8/9	C4/5	L1	Sternoklavikulargelenk
Milz-Pankreas	Th8/9	Th6/7	C4/5	Th2	Großzehengrundgelenk
Herz	Th2	Th12	C4/5/2	Th8/9	Kleinfingergrundgelenk
Dünndarm	Th12	Th2	C4/5/2	L3	Kleinfingergrundgelenk
Blase	L3	Th10/11	C3/4	Th12	Sakroiliakalgelenk
Niere	Th10/11	L3	C3/4	C4	–
Perikard	C4	C7	C4/5/2	Th10/11	–
3-Erwärmer	C7	C4	C4/5/2	Th4	–
Gallenblase	Th4	Th5	C2	C7	Kiefergelenk
Leber	Th5	Th4	C2	Th3	–

irbel gemäß rganuhr: ittag- itter- acht-Regel, inimalzeit	Wirbel gemäß Förderungszyklus: Mutter	Wirbel gemäß Förderungszyklus: Sohn	Wirbel gemäß Kontrollzyklus: Großmutter	Wirbel gemäß Kontrollzyklus Enkel	Wirbel gemäß Schichtverbindung mit gleicher Polarität
3	Th8/9	Th10/11	Th2	Th5	Th8/9
h10/11	Th6/7	L3	Th12	Th4	Th6/7
4	Th12	L1	Th4	L3	L1
7	Th2	Th3	Th5	Th10/11	Th3
h4	Th5	Th8/9	Th10/11	Th3	Th10/11
h5	Th4	Th6/7	L3	L1	L3
h3	L1	Th4	Th6/7	Th12	Th12
1	Th3	Th5	Th8/9	Th2	Th2
h6/7	Th5	Th8/9	Th10/11	Th3	Th5
h8/9	Th4	Th6/7	L3	L1	Th4
h2	L3	Th12	L1	Th6/7	C7
h12	Th10/11	Th2	Th3	Th8/9	C4

Patientenbeispiele für die meridianbasierte Behandlungskaskade

Beispielhaft werden an einzelnen Hauptbeschwerden von Patienten der Sinn und die Umsetzbarkeit der Behandlungskaskade beschrieben. Mit einer tiefgehenden Anamnese kann ein Therapeut vor der Behandlung schon die individuell wichtigeren Schritte/Stufen für den Patienten aus dieser Behandlungskaskade über die Beschwerden analysieren. Aus eigener Erfahrung spart dies Zeit. Nur muss ein Therapeut in dem Fall der Erfolglosigkeit der therapeutischen Intervention sofort wieder bei dem Anfang der Behandlungskaskade oder bei dem Schritt beginnen, den er übersprungen oder ausgelassen hat. Es kann etwas bei der Anamnese übersehen oder nicht angesprochen worden sein. Oder es gibt auch Veränderungen in den physiologischen Prozessen, die noch keine für den Patienten wahrnehmbaren Symptome verursachen.

Wenn an einem Dornfortsatz positiv therapiert wurde, also nach der Behandlung mit dem Re-Test/Symptomprovokation 30 – 60% weniger Symptome reproduzierbar sind, muss der Therapeut die Querfortsätze dieses Wirbels ebenfalls befunden und gegebenenfalls behandeln. Die technisch präzise Umsetzung bekommt ein Interessierter bei Dorn-Therapie-Seminaren von medizinisch fachlichen Seminarreferenten gezeigt.

Natürlich gibt es viele Tausende von Beschwerden und so sind diese Patientenbeispiele nur als Beispiele für eine Herangehensweise und Funktionsweise zu verstehen. Diese Behandlungskaskade ist erst einmal theoretisch aufgebaut, sodass Sie diese individuell in Ihrer Praxis anwenden und anpassen können.

Die Beschwerden sind fiktiv zusammengestellt – so viele Symptome bei einer Hauptbeschwerde habe ich noch nie in der Praxis erlebt. Die einzelnen Beschwerden sind nicht fiktiv. Diese Aufzählungen sollen den spielerischen Umgang bei der Analyse und Anamnese mit sogenannten Nebenbeschwerden wecken. Letzten Endes sollte ein Therapeut über eine Vielzahl von berichteten Symptomen froh sein.

Beispiel 1

Das erste beispielhafte Symptom sei eine Epicondylitis lateralis (Tennisellenbogen) linksseitig seit zehn Wochen progredient entwickelnd. Anfänglich bei einer ungewohnten Überlastung handwerklicher Art mit einem reißenden Ziehen begonnen und nur bei Belastung im Ellenbogen ventral des Epicondylus lateralis auftretend. Nun sind inzwischen durchgehende Schmerzen und bei Belastung Schmerzen mit strichförmiger Ausdehnung in Richtung Daumen vorhanden.

Primär zugeordneter Wirbel Th3 (Lunge)

Yin-Yang-Wirbel L1 (Dickdarm): Vor 6 Jahren hatte der Patient Beschwerden an der rechten Schulter mit der Diagnose Impingement. Diese Beschwerde verringerte sich erst über viele Wochen mit Physiotherapie. Anfänglich wurden Schmerzmittel und Entzündungshemmer gegeben.

Wirbel für Sinnesorgan im Funktionskreis C3/4 (Nase): Über Jahre gibt es Beschwerden mit Polypen mit den Symptomen Geruchsverlust und reduziertem Atmen durch die Nase. Diese tauchen unregelmäßig bei sportlichen Betätigungen auf. Trockene Luft und Alkohol sind unterhaltende und provozierende Faktoren.

Wirbel für Meridian-Umlauf Th5 (Leber): Über Jahre gibt es Probleme bei der Proteinsynthese und den entsprechenden Blutwerten. Es wurden viele differenzialdiagnostische Untersuchungen wegen einem Verdacht auf autoimmune Prozesse ohne ein klares Ergebnis durchgeführt.

Wichtiges peripheres Gelenk Daumensattelgelenk: Vor dreieinhalb Jahren gab es eine schmerzhafte Zeit mit einer Entzündung vom linken Daumengrundgelenk mit einer Schwellung, Übwärmung und Funktionseinschränkung. Die Diagnose lautete akute Rhizarthrose mit einer 3-wöchigen entzündungshemmenden Medikation.

Wirbel Organuhr Mittag-Mitternacht-Regel L3 (Blase): Immer wieder treten Blasenentzündungen mit Schmerzen beim Wasserlassen und Krämpfen, die aus der Niere absteigen können auf. In dem Zusammenhang der harnableitenden Organe berichtet die Patientin über eine Nierensteinzertrümmerungs-OP vor 8 Jahren. Über Jahre steigt die Häufigkeit des Auftretens pro Jahr.

Wirbel Förderungszyklus Mutter Th8/9 (Milz-Pankreas): Der Patient berichtet von ungefähr 3 bis 4 Erkältungen über die Jahre. Er ist Kälteempfindlich und achtet konsequent auf trockene Kleidung nach körperlicher Betätigung.

Wirbel Förderungszyklus Sohn Th10/11 (Niere): Eine »Schrumpf-Niere« ist als Zufallsdiagnose bei einem Unfall in der Kindheit entdeckt worden. Diese ist aber niemals mit Beschwerden vor Ort auffällig gewesen.

Wirbel Kontrollzyklus Großmutter Th2 (Herz): Seit 18 Jahren Einnahme von Bluthochdruck Medikamenten durch den Hausarzt verschrieben. Es gab vor ungefähr 10 Jahren eine psychisch belastende Zeit mit Herzarrhythmien und Bradykardien.
Jahre lange immer wiederkehrende Entzündungen von Furunkeln in der Armachsel. Es sind schon Differenzialuntersuchungen mit Verdacht auf maligne Geschehen negativ beendet worden.

Wirbel Kontrollzyklus Enkel Th5 (Leber): Mediale Kniebeschwerden wurden schon mit dem MRT untersucht ohne klare strukturelle Ursachen zu finden. Die Beschwerden mit Schmerzen beim Treppe gehen treten unregelmäßig auf und können stundenweise bis viele Tage lang bestehen. Diese schränken Belastungen wie Treppen gehen mit Schmerzen ein.

Wirbel Schichtverbindung gleiche Polarität Th8/9 (Milz-Pankreas): Ein Milzriss ist in der Jugend beim »Balgen« aufgetreten. Per Notoperation wurden der Riss und die Blutung behandelt und gestillt.

Beispiel 2:
Das zweite Beispiel sind ziehende stechende Schmerzen wochenweise an den Beinen oder dem Gesäß schon seit 20 Jahren oder mehr ungefähr 3- bis 6-Mal im Jahr auftretend. Die bisherige Diagnose lautet »Nervus ischiadicus«-Syndrom. Je nach Stärke der Beschwerden punktförmig cranial des M. gluteus maximus oder bis in den Unterschenkel dorsal strichförmig oder flächig ausstrahlend. Es kommen leider mehrere Trigger zusammen: Kälte, körperliche Überanstrengung und am Ende eine ungünstige schnelle Verdrehung des Rumpfes (Skiabfahrt, beim Umzug etwas Fallendes aufgefangen, im Garten am Abend noch schnell etwas beendet), schlecht geschlafen und verlegen, Ankündigung einer Beschwerdephase des Körpers über starke Verspannungen im unteren Rücken. Es hilft Wärmeanwendung und durchblutungsfördernde Salben, dauert aber Wochen bis zur Beschwerdefreiheit.

Primär zugeordneter Wirbel L3 (Blase)

Yin-Yang-Wirbel Th10/11 (Niere): Seit frühester Kindheit immer wiederkehrende Entzündungen der Nieren, die entweder mit Antibiose und Wärmeanwendungen und vermehrter Wasseraufnahme therapiert worden sind.
Aus dem rheumatischen Formenkreis gibt es einen Verdacht wegen wiederkehrenden Entzündungen von Rippen-Brustbein-Gelenken.

Wirbel für Sinnesorgan im Funktionskreis C3/4 (Ohren): Operation im 18. Lebensjahr am linken Ohr mit Ersatz von Hammer und Amboss durch Implantate.
Ein beginnender Morbus Meniere ist diagnostiziert worden mit Drehschwindel, Tinnitus und Verminderung der Hörleitung. Dies hat unregelmäßig und anfallsweise seit ein paar Wochen begonnen.

Wirbel für Meridian-Umlauf Th12 (Dünndarm): Eine weitere vom Patienten genannte Diagnose ist ein Verdacht auf Zöliakie wegen den seit Jahren unregelmäßig auftretenden Durchfällen und Verstopfungen. Eine latente Anämie wird mit Eisenpräparaten behandelt. Es wurde schon die Ernährung auf glutenreduziert umgestellt.

Wichtiges peripheres Gelenk Sakroiliakalgelenk: Seit der Geburt eines Kindes wiederkehrende untere Rückenbeschwerden durch »falsches Stehen« getriggert. Dies kann mal rechts mal links auftreten.

Wirbel Organuhr Mittag-Mitternacht-Regel Th3 (Lunge): Regelmäßige Einnahme von Asthma-Sprays im Monat April.

Wirbel Förderungszyklus Mutter L1 (Dickdarm): Seit Jahren regelmäßige Nutzung von Abführmitteln. Vor allem wenn es berufliche Stress-Situationen gibt, nimmt der Patient teilweise schon prophylaktisch Laxanzien ein, um gut und sicher auftreten zu können.
Ein Sportunfall vor 7 Jahren mit Verletzung der Schulterkapsel regenerierte über viele Monate mit physiotherapeutischer Therapie und anfänglicher Medikation mit Schmerzmitteln und Entzündungshemmern. Die Diagnose lautete Anriss der Supraspinatus-Sehne.

Wirbel Förderungszyklus Sohn Th4 (Gallenblase): Eine benigne Verkapselung in der Leber ist bei einer Bauchuntersuchung vor 5 Jahren gefunden und differenziert worden. Die Untersuchungen wurden wegen unregelmäßig rezidivierenden Bauchschmerzen und Verdauungsstörungen bei fettreicher Nahrung durchgeführt.

Wirbel Kontrollzyklus Großmutter Th6/7 (Magen): Zeitweise Einnahme von Säureblockern nach Genuss von bestimmten Lebensmitteln oder auch in stressigen Lebenssituationen. Seit Jahren einige Versuche mit Diäten die Beschwerden zu minimieren.

Wirbel Kontrollzyklus Enkel Th12 (Dünndarm): Verdacht auf einen Mangel an mehreren Vitaminen. Dies wurde per Blutuntersuchung bestätigt. Jedoch ist es bisher nicht klar ob dies durch einen höheren Verbrauch/Notwendigkeit oder eine schlechte Aufnahme verursacht wird. Nun wird eine Substitution gegeben und weitere Untersuchungen terminiert.

Wirbel Schichtverbindung gleiche Polarität Th12 (Dünndarm): Arthrosen der rechten Kleinfingergelenke, die sich über Jahre schubweise verschlimmert haben.

Beispiel 3:
Das dritte Beispiel ist ein Impingement-Syndrom der linken Schulter durch eine Kalkschulter verursacht. Nach vielen Jahren als Leistungssportschwimmer in der Jugend und mit jahrelangen rezidivierenden Schulterbeschwerden beidseitig oder wechselseitig kommt der Patient in die Praxis. Aktuell hat der Patient ein einen Ein-Euro-großflächigen Schmerz lateral an der linken Schulter caudal des Akromions bei Abduktion des Armes.

Primär zugeordneter Wirbel L1 (Dickdarm)

Yin-Yang-Wirbel Th3 (Lunge): Der Patient hat eine rechtsseitige Rhizarthrose. Bei einem Aufwärmtraining vor 15 Jahren ist ein Fußball axial auf den Daumen geflogen und hat das Sattel- und Grundgelenk gestaucht. Ein oder zwei Wochen musste die Hand wegen geschwollenen Gelenkkapseln geschont werden. Dies wird Jahre später als möglicher Auslöser vermutet.

Wirbel für Sinnesorgan im Funktionskreis C3/4 (Nase): Die Patientin berichtet von einer Verringerung des Geruchsinnes nach einer starken Erkältung vor 7 Monaten.

Wirbel für Meridian-Umlauf Th6/7 (Magen): Ein linksseitiges Patella-Sehnen-Spitzen-Syndrom tritt seit Jahren latent nach größeren Trainingseinheiten bei der Wettkampfvorbereitung auf. Bis zum Wettkampf wird mit einem Cocktail von Cortison und Schmerzmitteln lokal infiltriert. Nach dem Wettkampf dauert es Wochen mit medikamentöser Intervention und Physiotherapie, um dies in den Griff zu bekommen.

Wichtiges peripheres Gelenk Clavikuloakromialgelenk: Bei einem Sturz auf den rechten Arm vor 7 Monaten gab es eine Schultereckgelenkssprengung mit einen Anriss der Ligamente clavikuloakromialis mit einer Tossy 2-Läsion und dem Klaviertastenphänomen. Es soll mit Muskeltraining stabilisiert werden.

Wirbel Organuhr Mittag-Mitternacht-Regel Th10/11 (Nieren): 2- bis 3-mal im Jahr treten so genannte Muskulus pectoralis-Beschwerden mit einer Sehnenansatz-Tendinosis und Schwellung der sternocostalen Gelenke auf. Die Lokalisation zeigt der Patient relativ klar umschrieben beidseitig Sternum-nah.
Chronische Adduktoren Reizungen an den Oberschenkeln flammen immer wieder nach dem Lauf-Training und Wettkampfzeiten auf. Die bisherigen Behandlungen bestehen aus Kälteanwendungen und manuell detonisierende Techniken im akuten Stadium und in den

beschwerdearmen Zeiten soll der Patient regelmäßig als Eigenübung die Muskulatur dehnen.

Wirbel Förderungszyklus Mutter Th6/7 (Magen): Ein Clavikula-Hochstand linksseitig kann per Sichtbefund erhoben werden. Bei dem Schulterblatt kreisen lassen sich deutliche Krepitation ertasten und Geräusche vernehmen. Beschwerden können nach intensivem Schwimmtraining wahrgenommen werden. Die Aussage des Patienten: »Aber es geht so.«

Wirbel Förderungszyklus Sohn L3 (Blase): Seit Jahren treten in stressigen Zeiten »Spannungskopfschmerzen« auf. Diese wurden schon auf vielfältigste Art therapiert. Bei genauerem Nachfragen und zeigen lassen: es beginnt im Nacken ein Mal links und ein anderes Mal rechts. Die Schmerzen ziehen mittig hoch über den Kopf, Stirn bis zu dem Auge. Der Patient hat herausgefunden, dass er die 3 Tage dauernden Kopfschmerzen abwendet, wenn er rechtzeitig an der medialen Augenbraue am Übergang zur Nasenwurzel kräftig drückt.

Wirbel Kontrollzyklus Großmutter Th12 (Dünndarm): Seit vier Monaten M. trapezius pars transversus Überlastung mit der Folge einer Trainingsreduktion. Es scheint langwierig zu sein und es gab keinen einzelnen Auslöser.

Wirbel Kontrollzyklus Enkel Th4: Rechtsseitige, seit Jahren unregelmäßige Reizung des Trochanter majus des Oberschenkelknochens, aber eher bei Kälte und in der kalten Jahreszeit auftretend. Viele diagnostische Untersuchungen sind schon durchgeführt und sehr unterschiedliche Diagnosen erstellt worden: beginnende Hüftgelenksarthrose, Femoroacetabuläres Impingement der Hüfte, Tractus iliotibialis Reizung, Ansatzreizung des M. gluteus medius und Bursitis trochanterica.

Wirbel Schichtverbindung gleiche Polarität Th6/7 (Magen): Der 2. Zeh links ist nach einer Fraktur vor 12 Jahren sehr empfindlich. Bei jeder stärkeren Berührung oder Anstoßen ist er für ein paar Tage schmerzhaft, geschwollen, erwärmt und entzündet.

Beispiel 4:
Das vierte Beispiel ist eine Patientin mit Migräne-Attacken schon seit 21 Jahren. Heutzutage tritt sie unregelmäßig und in unterschiedlicher Stärke mit Symptomen wie Aura-Sehen, Übelkeit, eventuell Erbrechen und Sensibilitätsstörungen im Gesicht auf. Vor 5 bis 15 Jahren waren diese Schmerzphasen mit der Mens zeitlich zusammenhängend und durch Stress- und Kaffee-Geruch gertriggert. Es helfen ihr regelmäßige Entspannungstechniken und in akuten Situationen Schmerzmedikationen.

Primär zugeordneter Wirbel Th4

Yin-Yang-Wirbel Th5 (Leber): Seit Jahrzehnten treten generelle und wechselhafte ziehende Schmerzzustände im Körper und mit starkem Juckreiz beginnend auf. Diese periodischen Juckreize kennt die Patientin schon seit Jugend an und haben sich mit dem Alter in der Stärke gesteigert. Viele Untersuchungen wurden unternommen und die Diagnose Fibromyalgie-Syndrom erstellt.

Wirbel für Sinnesorgan im Funktionskreis C2 (Augen): Die Augen sind gegenüber jedem kalten Luftzug empfindlich und reagieren mit Schmerzen und Tränen. Seit ein paar Monaten nimmt die Sehkraft und -schärfe ab. Dies fällt vor allem beim täglichen Zeitung lesen auf.

Wirbel für Meridian-Umlauf C7 (3E): Zeitweise tritt ein Jucken um das Ohr herum und teilweise im Ohr auf. Wenn regelmäßig gekratzt wird, zeigt sich wunde und schmerzende Haut hinterm Ohr.

Wichtiges peripheres Gelenk Kiefergelenk: Bei Belastung oder längerem Sprechen gibt es stechende Schmerzen. Zahnarzt: Beißerschiene Bissanomalie

Wirbel Organuhr Mittag-Mitternacht-Regel Th2 (Herz): Eine Enge im Brustkorb, die sich bis zu einschnürenden Schmerzen steigern kann, tritt sehr unregelmäßig bei körperlicher Belastung auf. Die Patientin geht regelmäßig zur Untersuchung zum Kardiologen jedoch bis heute ohne eindeutigen Befund. Sie erhält Nitro-Spray für die akuten Phasen.

Wirbel Förderungszyklus Mutter L3 (Blase): Pochende Schmerzen an der Fußaußenkante können nachts wechselseitig auftreten und manchmal in die Achillessehne ausstrahlen.

Wirbel Förderungszyklus Sohn Th12 (Dünndarm): Morbus Crohn mit krampfartigen Schmerzen, Durchfall und Erbrechen kennt der Patient seit vielen Jahren.

Wirbel Kontrollzyklus Großmutter L1 (Dickdarm): Vor über 25 Jahren war ein Bruch des rechten Zeigefingers mit einer operativen Versorgung. Die letzten Wochen treten zeitweise dumpfe drückende Schmerzen auf.

Wirbel Kontrollzyklus Enkel Th6/7 (Magen): Der Patient hatte Morbus Osgood-Schlatter am Schienbein des rechten Kniegelenkes in der Jugend und Wachstumszeit erlitten. Heutzutage wenn er mehr als eine Stunde Berg ab wandert treten reißende Schmerzen am

Ansatz, der Ligamentum patellae am Schienbein auf. In einer akuten Situation hilft Kälteanwendung mit dem Eis-Lolly und danach ein paar Tage ruhigstellen.

Wirbel Schichtverbindung gleiche Polarität C7 (3E): Der linke Ringfinger ist ein Schnappfinger mit einer zeitweisen Blockade des mittleren Gelenkes in einer Beugeposition. Wenn das Gelenk über einen gewissen Winkelgrad bewegt wird, gibt es einen reißenden Schmerz im gesamten Finger.

Mögliche Widersprüche von TCM und Dorn-Therapie

Im Zusammenhang mit den Zustimmungspunkten (Shu-Punkte), die auf dem inneren Blasen-Meridian liegen, sehen manche Akupunkteure einen Widerspruch zur Dorn-Therapie. Shu-Punkte sind aus Sicht der TCM »Transport-Löcher«, die therapeutisch genutzt werden, um Qi zu dem inneren Organ zu bringen und zu stärken. Der Punkt kann auch diagnostisch genutzt werden. Alle Zustimmungspunkte liegen auf der Körperrückseite auf dem inneren Ast des Blasen-Meridians (Bl). Betrachtet man nun einerseits die zu einem Organ gemäß Dorn-Therapie zugeordneten Wirbel und andererseits den Zustimmungspunkt des Organs und seines Funktionskreises, so ergeben sich teilweise starke Abweichungen in der Wirbelsäulenhöhe.

Im Rahmen der Dorn-Therapie ist der Wirbel mit einer entsprechenden Organzuordnung zugleich der Wirbel mit der primären Wirkung auf den zugehörigen Meridian und seinen Funktionskreis.

Beide Systeme haben ihre Berechtigung und eigene, empirisch ermittelte Wirkung. Dies sollte jedoch weniger als Widerspruch, denn als Möglichkeit der gegenseitigen fruchtbaren Ergänzung verstanden werden.

Die Zustimmungspunkte liegen auf den Querfortsätzen an den Übergängen zu den Rippen. Ihre Höhe kann leicht variieren. Aufgrund dieser Lage wird aus Sicht unserer westlichen Medizin eine reflektorische Wirkung auf den Grenzstrang des vegetativen Nervensystems diskutiert, ähnlich wie einige Schulmediziner die Wirkung der Akupunktur mit einer westlich anatomischen und physiologischen Funktion zu erklären versuchen.

Die folgende Tabelle zeigt, welche Wirbel durch Reizung an einem bestimmten Zustimmungspunkt beeinflusst werden. Der entsprechende Zustimmungspunkt findet sich 1,5 Cun (= Maßeinheit der TCM) lateral des in der vierten Spalte aufgeführten Dornfortsatzes. Dieser dient nur als Wegweiser. In der dritten Spalte sind die Meridiane und Funktionskreise aufgeführt, denen der Zustimmungspunkt zugeordnet ist.

Wirbel und Zustimmungspunkte			
Beeinflusster Querfortsatz und Wirbel	**Zustimmungspunkt**	**Dem Zustimmungspunkt zugeordneter Meridian/Funktionskreis**	**Dornfortsatz zum Auffinden des Zustimmungspunkts**
Th4	Bl13	Lunge	Th3
Th5	Bl14	Perikard	Th4
Th6	Bl15	Herz	Th5
Th10	Bl18	Leber	Th9
Th11	Bl19	Gallenblase	Th10
Th12	Bl20	Milz	Th11
L1	Bl21	Magen	Th12
L2	Bl22	3-Erwärmer	L1
L3	Bl23	Niere	L2
L5	Bl25	Dickdarm	L4
S1	Bl27	Dünndarm	S1
S2	Bl28	Blase	S2

Als ein weiterer Widerspruch könnte folgendes System angeführt werden: Neben dem klassischen Akupunktursystem mit den 361 klassischen Akupunkturpunkten der zwölf paarigen Meridiane sowie des Gouverneurs- und Konzeptionsgefäßes, existiert ein älteres Akupunktursystem mit den Akupunkturpunkten Huatuojiaji, die nach dem Traditionellen Chinesischen Chirurgen HuaTuo (ca. 110–200 n. Chr.) benannt sind. Diese Punkte sollen auf ihrer segmentalen Höhe umfassend und stärkend auf die Wirbelsäule wirken. Diese segmentale Innervation umfasst auch die naheliegenden Strukturen wie Muskulatur und Bindegewebe, Rippen und die jeweiligen segmental vegetativ innervierten inneren Organe. Die Punkte sollen den Energiefluss in dem Energienetz fördern, das durch und um die Wirbelsäule verläuft. Diese Punkte können je nach Indikation anregend oder beruhigend gestochen werden. Die Lage der Punkte ist 0,5 Cun lateral der Dornfortsätze und variiert in der Literatur von 17 (Th1–L5) und 29 (C1–S4) Punktepaaren.

Auch dieses System ist nicht im Widerspruch zur Dorn-Therapie zu sehen. Vielmehr ergänzen sich beide gegenseitig. Diese Akupunkturpunkte werden bei der Untersuchung und Behandlung der Dornfortsätze massiert und therapiert. So kann eine Behandlung an den Dornfortsätzen mit der Dorn-Therapie auch als energetische Behandlung der Huatuojiaji verstanden werden.

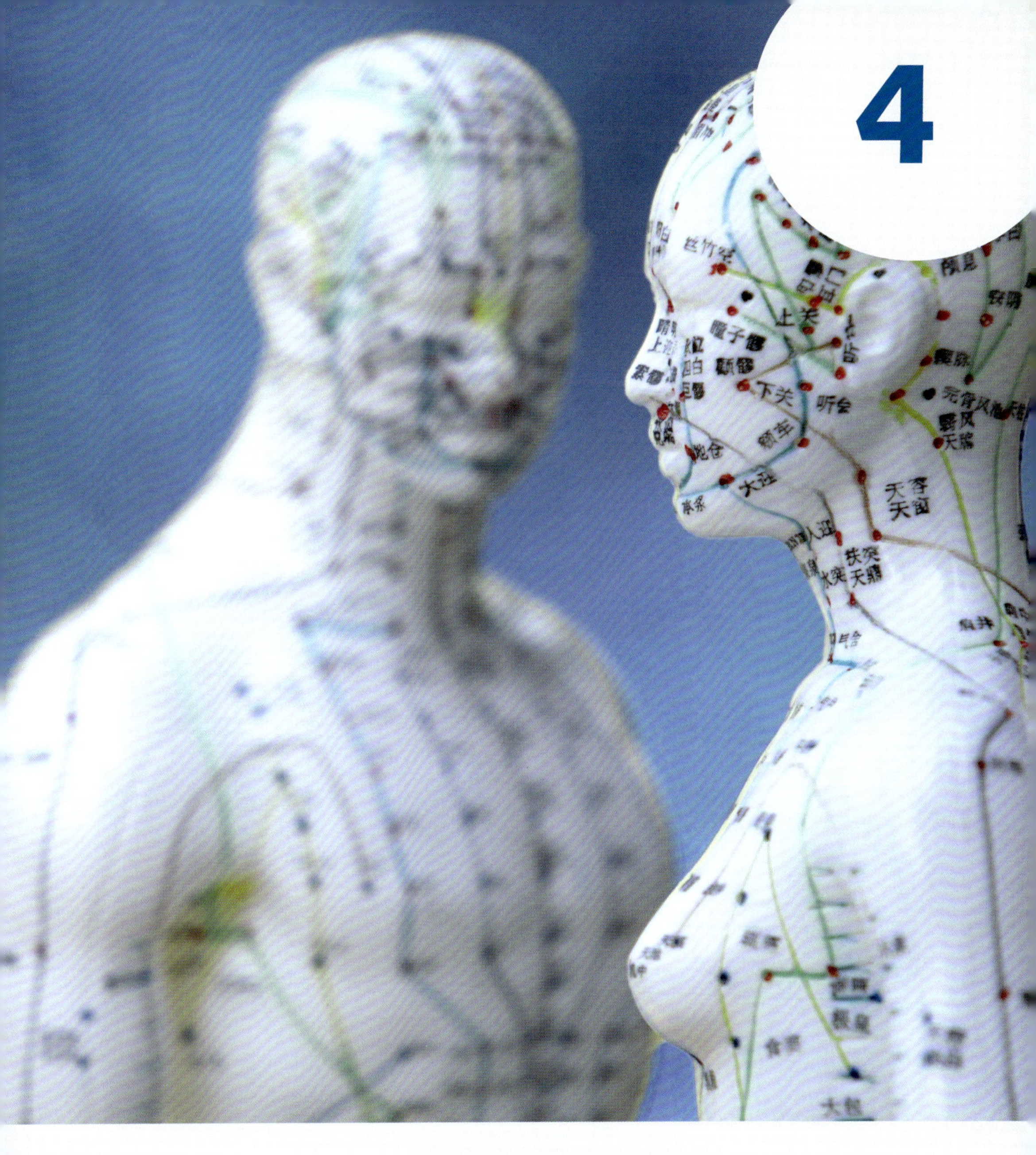

Anhang

Dorn-Therapie

Name: Datum:
Straße:
Ort:
Tel.:

OP:
Frakturen:
Medikamente:

Krankheitsverlauf:

links						rechts
__lat__	QF__	DF	C1	DF__	QF__	lat__
__lat__	QF__	DF	C2	DF__	QF__	lat__
__lat__	QF__	DF	C3	DF__	QF__	lat__
__lat__	QF__	DF	C4	DF__	QF__	lat__
__lat__	QF__	DF	C5	DF__	QF__	lat__
__lat__	QF__	DF	C6	DF__	QF__	lat__
__lat__	QF__	DF	C7	DF__	QF__	lat__

__________TH1__________
__________TH2__________
__________TH3__________
__________TH4__________
__________TH5__________
__________TH6__________
__________TH7__________
__________TH8__________
__________TH9__________
__________TH10__________
__________TH11__________
__________TH12__________
__________L1 __________
__________L2 __________
__________L3 __________
__________L4 __________
__________L5 __________
__________SIG __________
__________S1__________
__________S2 __________
__________S3 __________
__________S4 __________
__________S5 __________
__________CO1__________
__________CO2__________

Allgemeinbefund:

Symptomprovokation/Test:

Beinlänge: links

rechts

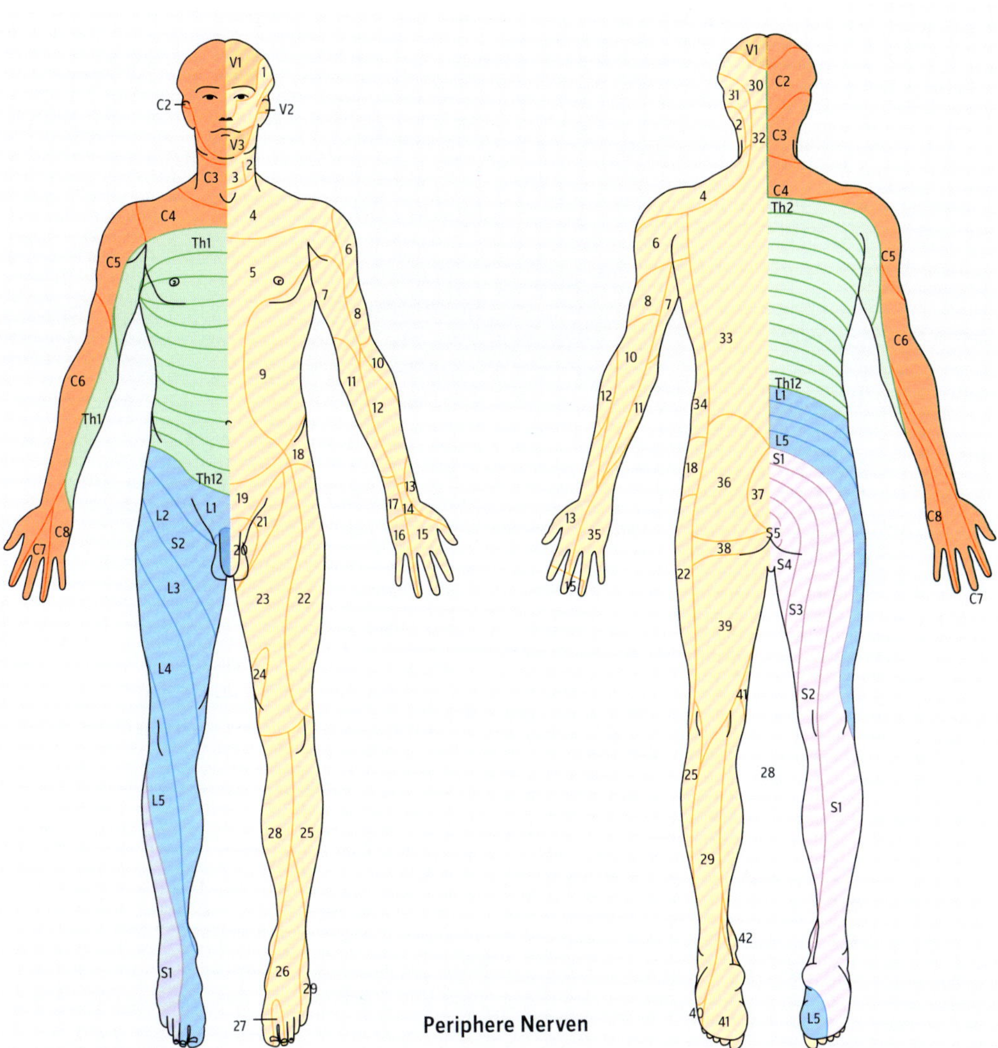

Periphere Nerven

1 N. trigeminus (V1, V2, V3)
2 N. auricularis magnus
3 N. transversus colli
4 Nn. supraclaviculares
5 Rr. cutanei anteriores nn. intercostales
6 N. cutaneus brachii lateralis superior (N. axillaris)
7 N. cutaneus brachii medialis
8 N. cutaneus brachii posterior (N. radialis)
9 Rr. mammarii lateralis nn. intercostales
10 N. cutaneus antebrachii posterior (N. radialis)
11 N. cutaneus antebrachii medialis
12 N. cutaneus antebrachii lateralis (N. musculocutaneus)
13 Ramus superficialis n. radialis
14 R. palmaris n.mediani
15 N. medianus
16 Nn. digitales palmares communes (N. ulnaris)
17 N. palmaris n. ulnaris
18 R. cutaneus lateralis n. iliohypograstici
19 R. cutaneus anterior n. iliohypogastrici
20 N. ilioinguinalis
21 N. genitofemoralis
22 N. cutaneus femoris lateralis
23 Rr. cutanei anteriores n. femoralis
24 N. obturatorius
25 N. cutaneus surae lateralis (N. peronaeus communis)
26 N. peronaeus superficialis
27 N. peronaeus profundus
28 N. saphenus
29 N. suralis
30 N. occipitalis major
31 N. occipitalis minor
32 Rr. dorsales nn. cervicales
33 Rr. dorsales nn. spinalis
34 Rr. cutanei laterales nn. intercostales
35 R. dorsalis n. ulnaris
36 Nn. clunium suprlores
37 Nn. clunium medii
38 Nn. clunium interferiores
39 N. cutaneus femoris posterior
40 N. plantaris lateralis (N. tibialis)
41 N. plantaris medialis (N. tibialis)
42 Rr. calcanei n. tibialis

Literaturverzeichnis

Bahn, Peter; Koch, Sven; Raslan, Gamal: Atlas der Dorn-Therapie. ML Verlag, Kulmbach, 4. Aufl. 2019

Bihlmaier, Susanne: Die Akupunktur. KVM Verlag, Marburg, 2. Aufl. 2009

Breidenbach, Olaf; Ewert, Rebecca: Lehrbuch der Dorn-Therapie. Mit Breuß-Massage. Sonntag Verlag, Stuttgart 2006

Cerney, J. V.: Akupunktur ohne Nadeln. Hermann Bauer Verlag, Freiburg 1975

Chaling, Han: Leitfaden Tuina. Urban & Fischer Verlag, München, 2. Aufl. 2005

Dorn, Dieter: Die ganzheitliche Methode Dorn. Integral Verlag, München 2007

Dorn, Dieter: Es ist nie zu spät für einen gesunden Rücken. Integral Verlag, München 2009

Dorn, Dieter; Flemming, Gerda: Heilen mit der Methode Dorn. Das Praxisbuch für die sanfte Behandlung von Rücken und Gelenken. Lüchow Verlag, Stuttgart 2003

Fleig, Harald: »Heilen« über die Wirbelsäule. Eigenverlag, 6. Aufl. 2000

Flemming, Gerda: Die Methode Dorn. Aurum-Verlag, Braunschweig 1997

Focks, Claudia; Hillenbrand, Dr. med. Norman: Leitfaden Chinesische Medizin. Urban & Fischer Verlag, München, 5. Aufl. 2006

Graulich, Dr. med. Michael: Wunder dauern etwas länger. Margarethen Verlag, Ottobeuren 1996

Hempen, Carl-Hermann: dtv-Atlas Akupunktur. Deutscher Taschenbuch Verlag, München 10. Aufl. 2011

Koch, Helmuth: Die Dorn-Therapie, Beziehungen zwischen Wirbeln und organischen sowie psychischen Beschwerden. Poster, ML Verlag, Kulmbach

Koch, Helmuth; Steinhauser, Hildegard: Die Dorn-Therapie. ML Verlag, Kulmbach, 5. Aufl. 2017

Koch, Sven: Dorn und Meridiane: eine wirkungsvolle Ergänzung. Dorn-Forum Nr. 4 Artikel, J. Kamphausen Verlag, Bielefeld 2004

König, Dr. med. Georg; Wancura, Dr. med. Ingrid: Praxis und Theorie der Neuen chinesischen Akupunktur. Wilhelm Maudrich Verlag, Wien-München-Bern 3. Aufl. 1995

Maciocia, Giovanni: Grundlagen der chinesischen Medizin. Urban & Fischer Verlag, München, 2. Aufl. 2008

Perschke, Ottfried: Atlas der Manualtherapie und Akupunkturmassage. Hippokrates Verlag, Stuttgart 2001

Raslan, Gamal: Der sanfte Weg zur Mitte: Die Dorn-Methode. Aurum in J. Kamphausen Verlag, Bielefeld, 5. Aufl. 2007

Schnorrenberger, Claus C.: Lehrbuch der Chinesischen Medizin. Hippokrates in MVS Verlag, Stuttgart 2007

Schünke, Michael: Prometheus, LernAtlas der Anatomie. Thieme Verlag, Stuttgart, 3. Aufl. 2011

Schwarz, Matthias: Schmerzfrei mit der Dorn-Methode. 45 effektive Übungen zur Selbsthilfe. ML Verlag, Kulmbach, 3. Aufl. 2013

Stux, Gabriel: Akupunktur Einführung. Springer Verlag, Heidelberg ,7. Aufl. 2007

Zhang, Luisa Xiaoyan: Meridiane des Lebens. O. W. Bart Verlag, München 2011

Bildnachweis

Grafiken: Gabi Goldschmid, Prinz 5 GmbH, Augsburg

Fotos: Isolde Wagner, München (Abb. 1, 2, 6, 7, 10, 11, 14, 16, 17, 18, 19, 22, 23, 24, 25, 26, 27, 28, 29, 30, 33, 34, 35, 36, 37, 41, 44-49)
Oliver Berg, Münster (Abb. 3, 4, 5, 8, 9, 12, 13, 15, 20, 21, 31, 32, 38, 39, 40, 42, 43, 50, 51, 57a-d, f-l, 58, 59)
Johannes Plattner (Abb. 57e)

S. 131: © Andine – stock.adobe.com

Kapitelöffner:

S. 14: Kapitel 1: Oliver Berg, Münster

S. 87: Kapitel 2: © Jeremy Francis – stock.adobe.com

S. 133: Kapitel 3: © karelnoppe – stock.adobe.com

S. 163: Kapitel 4: © E. Zacherl – stock.adobe.com

Index